Yoga Wheel

Allgemeine Hinweise

Aus Gründen der besseren Lesbarkeit wird im gesamten Text die männliche Form (Yogalehrer, Schüler, Teilnehmer etc.) verwendet. Weibliche und andere Geschlechteridentitäten sind dabei – insofern für die Aussage notwendig – ausdrücklich einbezogen.

Das vorliegende Buch wurde sorgfältig erarbeitet. Dennoch erfolgen alle Angaben ohne Gewähr. Weder die Autorin noch der Verlag können für eventuelle Nachteile oder Schäden, die aus den im Buch vorgestellten Informationen resultieren, Haftung übernehmen.

Sollte diese Publikation Links auf Webseiten Dritter enthalten, so übernehmen wir für deren Inhalte keine Haftung, da wir uns diese nicht zu eigen machen, sondern lediglich auf deren Stand zum Zeitpunkt der Erstveröffentlichung verweisen.

Die Autorin dieses Buches erteilt keine medizinischen Ratschläge. Die vorgestellten Übungen verstehen sich nicht als Empfehlung zur Behandlung von körperlichen oder medizinischen Erkrankungen im Sinne des Ersatzes einer medizinischen Therapie. Die Absicht der Autorin ist lediglich, Kenntnisse und Praktiken mit dem Yoga Rad weiterzugeben, die Sie auf Ihrem persönlichen Weg mit dem Yoga Rad unterstützen können.

Selina Reichert

YOGA WHEEL

102 Übungen, um Kraft, Balance und Flexibilität zu verbessern

Meyer & Meyer Verlag

Yoga Wheel

Bibliografische Information der Deutschen Nationalbibliothek
Die Deutsche Nationalbibliothek verzeichnet diese Publikation in der Deutschen Nationalbibliografie; detaillierte bibliografische Details sind im Internet über https://www.dnb.de abrufbar.

Auckland, Beirut, Dubai, Hägendorf, Hongkong, Indianapolis, Kairo, Kapstadt,
Manila, Maidenhead, Neu-Delhi, Singapur, Sydney, Teheran, Wien
Member of the World Sport Publishers' Association (WSPA)
Gesamtherstellung: Print Consult GmbH, München

MIX
Papier | Fördert gute Waldnutzung
FSC® C084279

ISBN 978-3-8403-7936-9
E-Mail: verlag@m-m-sports.com
www.dersportverlag.de

INHALTSVERZEICHNIS

VORWORT

Liebe Yogis!

Mit diesem Buch möchte ich euch inspirieren und dabei an die Hand nehmen, mit dem Yoga Rad vertraut zu werden. Wichtig ist mir hierbei, dass ich jeden, egal ob alt oder jung, Einsteiger oder Fortgeschrittener, auf seinem individuellen Level abhole und vor neue Herausforderungen für Körper, Geist und Seele stelle.

Die in diesem Buch anschaulich beschriebenen Übungen sind daher sowohl für Einsteiger als auch für Fortgeschrittene geeignet. Durch regelmäßiges Praktizieren und durch die korrekte Atemausführung sind die Übungen eine neue Herausforderung für Körper, Geist und Seele. Ziel ist, ein besseres Körperbewusstsein zu entwickeln und die Entspannungsfähigkeit zu verbessern.

Ähnlich wie bei einer meiner Stunden leitet das Buch von der Erwärmung des Körpers mithilfe des Sonnengrußes zu unterschiedlichen Asanas mit dem Rad, die aus dem Stand oder am Boden durchgeführt werden. Viele der Übungen besitzen noch keinen niedergeschriebenen Namen, sodass ich einigen Übungen einen eigenen, neuen Namen gegeben habe.

Lasst euch bei den einzelnen Übungen Zeit und habt Geduld mit eurem Körper, dem Rad und euch, denn der Körper und das Rad müssen sich erst bekannt machen.

Für weitere Inspirationen könnt ihr bei mir einen Workshop oder Intensivkurs besuchen: www.yogaandpoleartbyselina.com

Ich wünsche euch ganz viel Spaß beim Ausprobieren!

Eure Selina

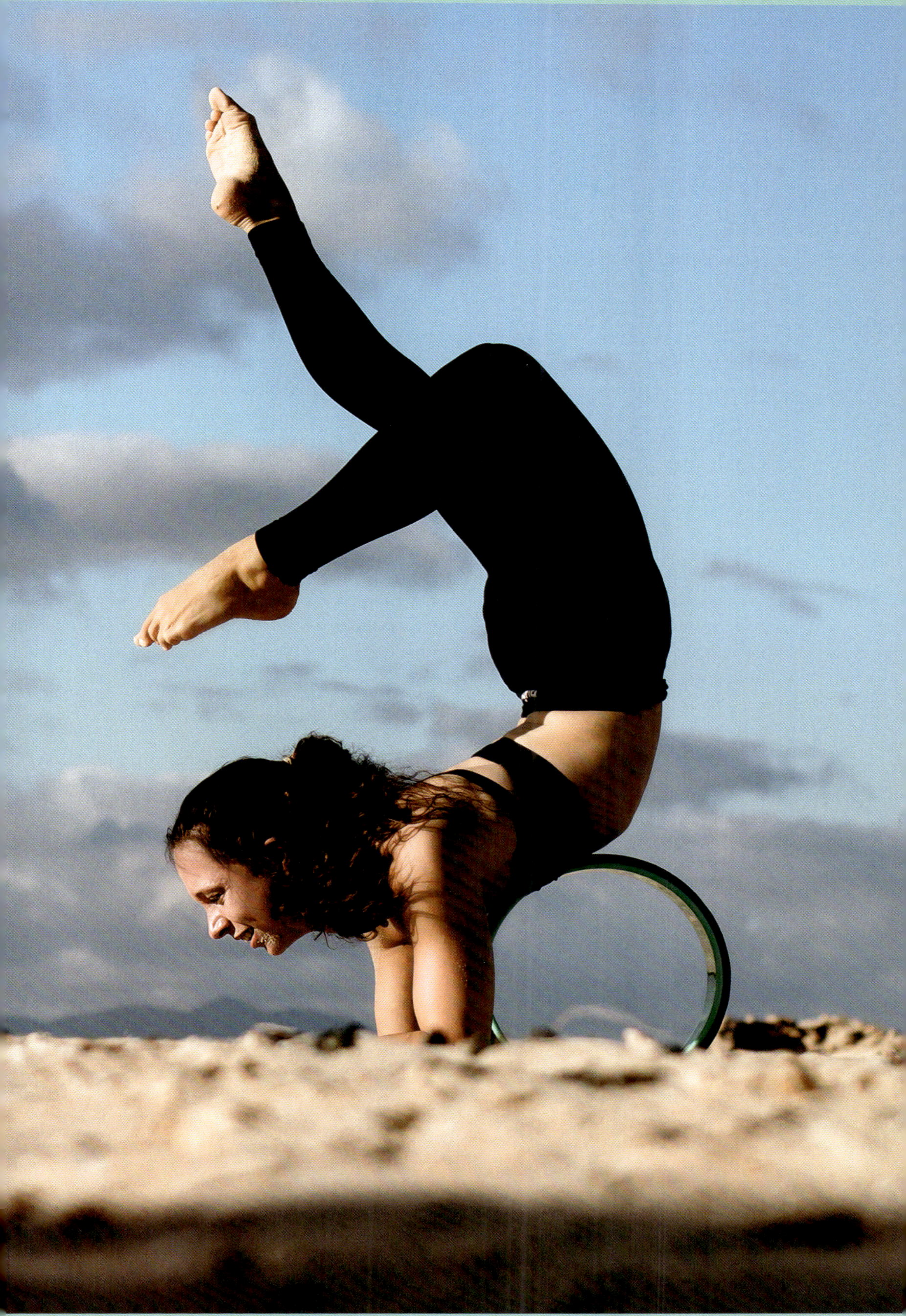

DANKSAGUNG

Diese Widmung gilt meinen wunderbaren freiwilligen Unterstützern, die mich auf jeder Seite dieser Buchreise begleitet haben.

Ein besonders herzliches Dankeschön gilt meiner besten Freundin Janine aus Frankfurt am Main, die sich großzügigerweise dazu bereit erklärt hat, während unseres Griechenland-Urlaubs die wunderschönen Fotos für dieses Buch von mir zu machen.

Ein weiteres aufrichtiges Dankeschön geht an meinen Onkel Klaus, einen etablierten Autor in Deutschland, der mir stets ermutigende Worte schenkte. Seine Unterstützung hat mich dazu inspiriert, meine Buchidee nicht aufzugeben und daran zu glauben, dass dieses Werk irgendwann über die Grenzen Deutschlands hinaus publiziert wird.

An dieser Stelle möchte ich auch meiner verstorbenen Mama Lorena danken, einer wahren Inspiration. Sie unterstützte mich bedingungslos bei all meinen sportlichen Zielen, sei es im Pole Sport oder Yoga, und hat damit den Weg für meine eigene sportliche Reise geebnet.

Und nicht zuletzt geht mein Dank an meine geschätzten Kursteilnehmer, die mich jede Woche mit Offenheit, Neugier und Motivation empfangen. Eure Erfolge mitzuerleben, ist für mich ein kostbares Glücksmoment, das ich nicht missen möchte. Euer Vertrauen gibt meiner Reise als Trainerin eine tiefe Bedeutung.

Danke & Namaste!

Selina

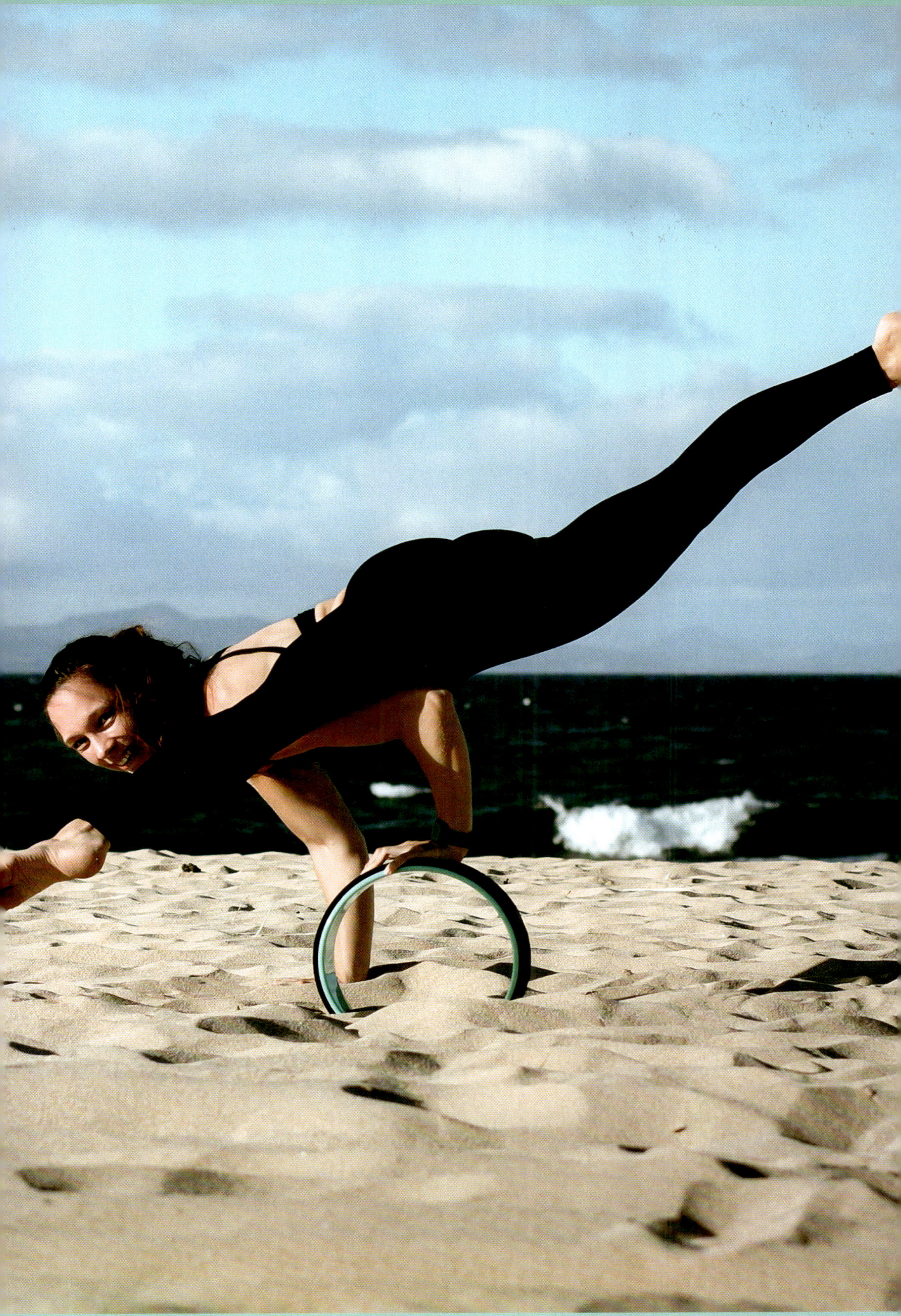

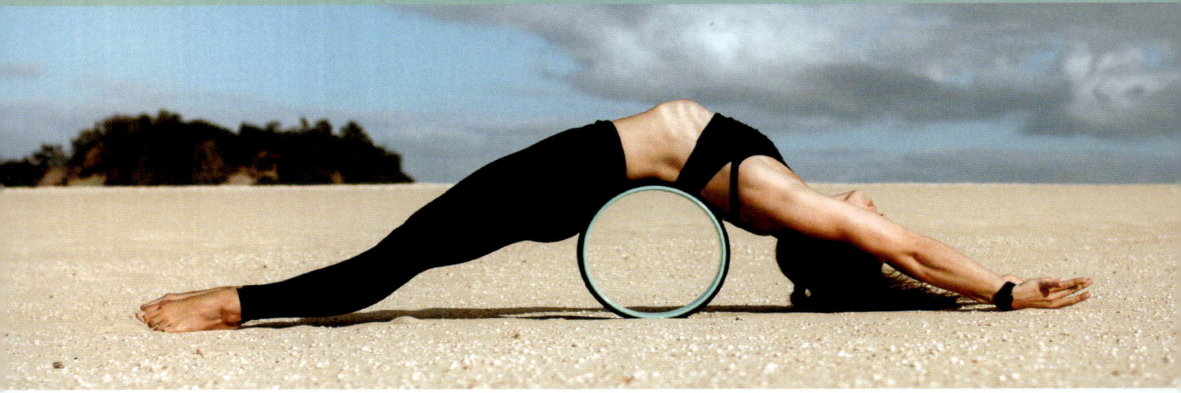

EINLEITUNG

DAS YOGA RAD

Die Ursprünge des Yoga Wheels, auch als Dharma Yoga Wheel bekannt, reichen tief in die jahrhundertealte Geschichte des Yoga. Dieses einzigartige Hilfsmittel wurde ursprünglich in der Absicht entwickelt, Yogis auf ihrem Weg zu unterstützen, fortgeschrittene Asanas zu erreichen und ihre Praxis zu vertiefen.

Der visionäre amerikanische Yogalehrer Sri Dharma Mittra hat diese uralte Praxis mit zeitgenössischer Innovation verbunden und das Yoga Wheel geschaffen. Mit seiner langjährigen Erfahrung im Yoga und seinem tiefen Verständnis für die Asanas im Yoga wollte er ein Werkzeug entwickeln, das Yogis auf allen Erfahrungsniveaus unterstützt. Das Rad wurde konzipiert, um Flexibilität zu fördern, das Gleichgewicht zu verbessern und die Muskulatur rund um die Wirbelsäule zu dehnen.

Die Idee entstand aus dem Wunsch, Yogis in fortgeschrittenen Asanas zu helfen und gleichzeitig die Praxis für Einsteiger zugänglicher zu machen. Dharma Mittra gründete die Firma Dharma Yoga Wheel, die sich auf die Herstellung und Verbreitung dieser Hilfsmittel spezialisiert hat. Seit seiner Einführung hat das Yoga Wheel weltweit an Popularität gewonnen und ist heute ein häufig verwendetes Hilfsmittel in der Yoga-Community.

In verschiedenen Materialien und Ausführungen erhältlich, von Kunststoff bis zu elegantem Holz, reicht der Durchmesser der Yoga Wheels normalerweise von 30 bis 35 Zentimetern bei einer Breite von etwa 12 bis 15 Zentimetern. Viele Räder sind mit einem weichen, rutschfesten Überzug ausgestattet, der sicheren Halt bei intensiven Übungen gewährleistet.

Die Materialvielfalt ermöglicht unterschiedliche Belastbarkeiten, die Obergrenze liegt oft bei 150 bis 200 Kilogramm, je nach Hersteller. Um die Übungen zu variieren, können ein oder zwei Yogablöcke verwendet werden, die als Erhöhungshilfe oder der Fixierung des Rads dienen und so die Ausführung der Übungen erleichtern. Die Beschaffenheit eines Blocks, sei er aus Kork oder Hartschaum, beeinflusst seine Belastbarkeit.

Heute sind das Yoga Wheel und der Yogablock leicht im Internet oder im Sportfachhandel erhältlich. Ihre vielfältigen Anwendungsmöglichkeiten machen sie zu geschätzten Begleitern in der Yogapraxis und ihre Nutzung bereichert die Yogareise mit Freude, Leichtigkeit und vielleicht auch mit Spiritualität. Taucht ein in die Welt des Yoga Wheels und erfahrt, wie dieses einfache, aber effektive Tool eure Yogareise bereichern kann!

WAS KANN DAS YOGA RAD?

Das Yoga Wheel, ein vielseitiges Hilfsmittel, eröffnet nicht nur Einsteigern, sondern auch Fortgeschrittenen eine Welt der Erleichterung und Herausforderung in ihrer Yogapraxis. Für Einsteiger fungiert das Rad als unterstützende Instanz, die es ermöglicht, bestimmte Yogapositionen leichter und länger zu halten. Ein Beispiel hierfür ist die Nutzung als Erhöhung bei Krieger-Variationen oder als Entlastung der Schultern und des Rückens während der Vorbeuge.

Für Fortgeschrittene eröffnet das Yoga Wheel die Möglichkeit, Balance-Posen müheloser einzunehmen, wodurch Muskulatur und Koordination durch regelmäßiges Üben allmählich gestärkt werden. Das Rad unterstützt zudem die Streckung und Dehnung der Hüft- und Oberschenkelmuskulatur. Durch die richtige Atemtechnik kann auch die Brust-, Schulter- und Rückenmuskulatur geöffnet und gestärkt werden.

Während des Trainings mit dem Yoga Wheel können sich Verspannungen und Blockaden im Rücken lösen, wodurch eine verbesserte Beweglichkeit und Entspannung erreicht werden. Insbesondere herzöffnende Körperhaltungen, wie Rückbeugen und Unterarmbalancen, werden durch das Yoga Rad begünstigt und erhalten eine neue Dimension.

Darüber hinaus dient das Yoga Wheel als effektives Kräftigungsgerät für die Körpermitte. Zahlreiche Übungen für die Rücken- und Bauchmuskulatur können mithilfe dieses Tools durchgeführt werden, was zu einer ganzheitlichen Stärkung und Verbesserung der Körperhaltung führt. Tauche ein in die Welt des Yoga Wheels und entdecke, wie dieses einfache, aber wirkungsvolle Gerät deine Yogapraxis bereichern kann!

WIE KOMBINIERE ICH DIE EINZELNEN ÜBUNGEN MITEINANDER?

Um einen harmonischen Yoga Flow mit dem Yoga Wheel zu gestalten, ist es wichtig, die grundlegenden Positionen im Sitzen, Stehen und Liegen sowie verschiedene Dehnungs- und Kräftigungsübungen zu beherrschen. Beginne deine Praxis mit sanften Aufwärmübungen, die den Körper vorbereiten. Strukturiere den Flow so, dass du schrittweise die Intensität steigerst, indem du von grundlegenden Übungen zu fortgeschritteneren Positionen übergehst. Steigere die Intensität allerdings erst, wenn du dich in den einzelnen Positionen sicher fühlst und sie sauber durchführen kannst.

Achte darauf, dass die Übergänge zwischen den einzelnen Übungen fließend sind und vermeide abrupte Wechsel. Falls du dich in einigen Asanas unsicher fühlst, nutze Hilfsmittel und übe sie als einzelnes Element weiterhin.

Koordiniere die Bewegungen mit der Atmung, um eine meditative Atmosphäre zu schaffen und die fließenden Übergänge zu unterstützen. Schließe den Flow mit beruhigenden und entspannenden Übungen ab. Dabei kann das Yoga Wheel zur Unterstützung genutzt werden. Nachdem du den Flow durchgeführt hast, reflektiere und notiere bei Bedarf, welche Asanas gut geklappt haben und an welchen du noch arbeiten möchtest. Kreiere vielleicht auch schon deinen nächsten Flow. Der Schlüssel liegt in der intuitiven Gestaltung, die auf den individuellen Bedürfnissen und Fähigkeiten basiert. Experimentiere, sei kreativ und finde einen Fluss, der für dich stimmig ist.

AUFBAU DES BUCHS

Das Buch beginnt mit der Erwärmung der Gelenke sowie der großen Muskelgruppen. Um das Verletzungsrisiko gering zu halten, ist es empfehlenswert, die Erwärmung vor jeder Trainingseinheit auszuführen.

Nachfolgend teilen sich die Kapitel in unterschiedliche Haltungen auf. Begonnen wird mit Standhaltungen, Stützhaltungen, der Aktivierung der Körpermitte, Rückbeugen, Vorbeugen und der Hüftöffner sowie Umkehrhaltungen. Ziel ist es, vom Stand in die Stütz- und Sitzelemente zu gelangen.

AUFBAU EINER ÜBUNGSSEITE

Neben dem Erklärungstext zur jeweiligen Übung wird kurz aufgelistet, welche Muskulatur beansprucht, das bedeutet gedehnt, aktiviert oder gekräftigt wird. Für eine saubere und korrekte Übungsausführung ist es zu empfehlen, die Erklärung vor der Ausführung einmal komplett gelesen zu haben. Während der Ausführung sollte man auf die Signale seines Körpers hören.

Die Übungen sollten nur ausgeführt werden, wenn keine Schmerzen vorliegen oder dabei entstehen. Wird das Yoga Rad das erste Mal verwendet, ist eine langsame Herangehensweise zu empfehlen, um den Körper nicht zu überfordern.

Name der Asana

Bild der Ausführung

Aufzählung der Bereiche, die gekräftigt, gedehnt oder aktiviert werden

detaillierte Übungsbeschreibung und Beschreibung, wie während der Übung geatmet werden sollte

KRIEGER 1 AUF DEM RAD

Schwierigkeitsgrad: ●●

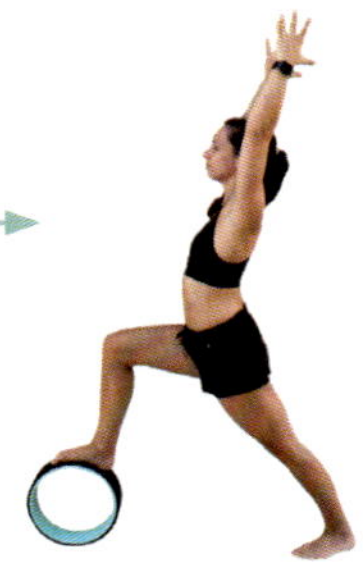

Dehnung folgender Bereiche: Oberschenkelrückseite, Wade und Hüftbeuger
Kräftigung folgender Bereiche: Gesäßmuskulatur, gesamte Oberschenkelmuskulatur und Waden

1. Stelle das Yoga Rad bei Bedarf gegen einen Yogablock, damit es nicht wegrutschen kann.
2. Platziere einen Fuß auf dem Rad und stelle das andere Bein einen Schritt nach hinten.
3. Die Hüftknochen und Schultern sind in einer Linie.
4. Beuge das vordere Bein und schiebe die Hüfte nach vorne. Die hintere Ferse bleibt auf dem Boden.
5. Gleichzeitig gehen die Arme über den Kopf oder hinter den Rücken, um die Hände zu greifen und Richtung Boden zu ziehen. Die Schultern bleiben unten. Öffne die Brust zur Decke.

ATMUNG
Einatmung: Das vordere Bein beugen und die Arme über den Kopf oder hinter den Rücken nehmen.
Ausatmung: Ausbalancieren.
Einatmung: Die Brust zur Decke öffnen.
Ausatmung: Die Position halten und entspannen.

DEFINITIONEN

Kräftigung: Die Muskulatur wird aktiv trainiert, es kann zu einer Kraftsteigerung und zu Muskelwachstum kommen.
Dehnung: Die Muskulatur wird gedehnt. Die Flexibilität kann sich verbessern.
Aktivierung: Der Fokus und die Konzentration wird auf die genannten Bereiche gebracht.

ANGABE DES SCHWIERIGKEITSGRADES:

ein Kreis: ●	einfache Übungsausführung
zwei Kreise: ●●	anspruchsvolle Übungsausführung (Balance wird benötigt.)
drei Kreise: ●●●	schwere Übungsausführung (Balance und Kraft werden benötigt.)

AUSGANGSPOSITIONEN

Diese typischen Ausgangspositionen werden sehr häufig in diesem Buch vorkommen.

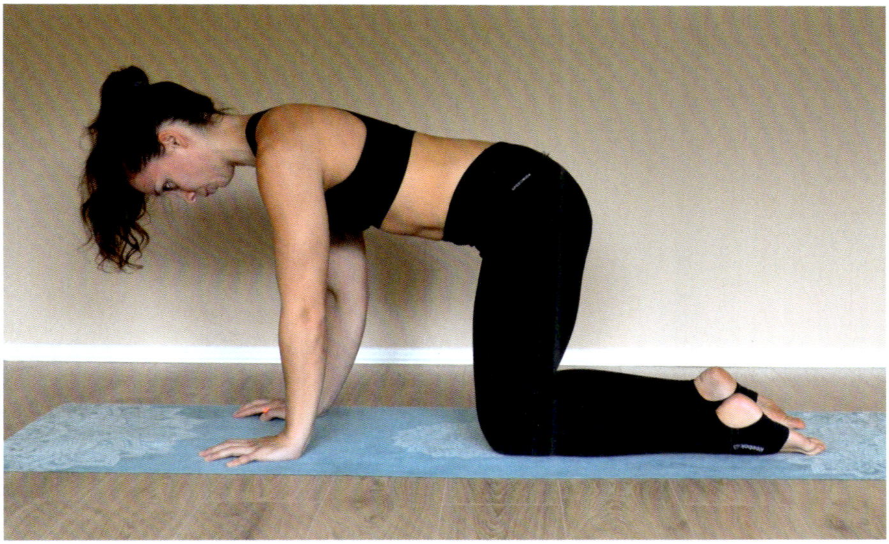

VIERFÜSSLERSTAND

1. Stelle die Kniegelenke unter die Hüftknochen.
2. Der Fußspann bleibt am Boden.
3. Die Handgelenke befinden sich unterhalb der Schulter.
4. Die Wirbelsäule wird in eine neutrale Position gebracht, indem das Becken minimal nach vorne gekippt und die Baumuskulatur aktiviert wird.

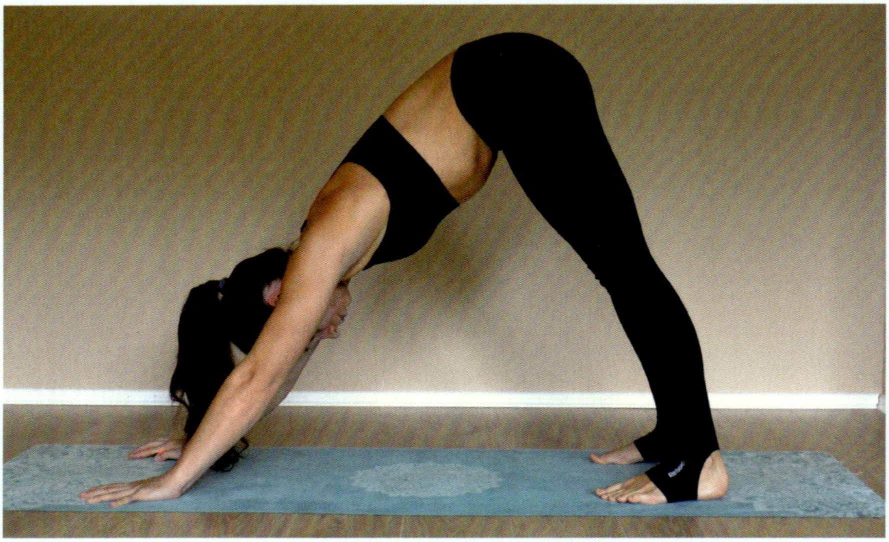

HERABSCHAUENDER HUND

1. Aus dem Vierfüßlerstand die Fußspitzen aufstellen.
2. Die Hände sind breit gefächert und drücken in den Boden, die Kniegelenke werden gleichzeitig gestreckt.
3. Die Fersen ziehen aktiv Richtung Boden.
4. Der Kopf und der Brustkorb kommen zwischen die Arme und ziehen aktiv zu den Oberschenkeln.
5. Das Becken bleibt gekippt, der Rücken lang und gerade.

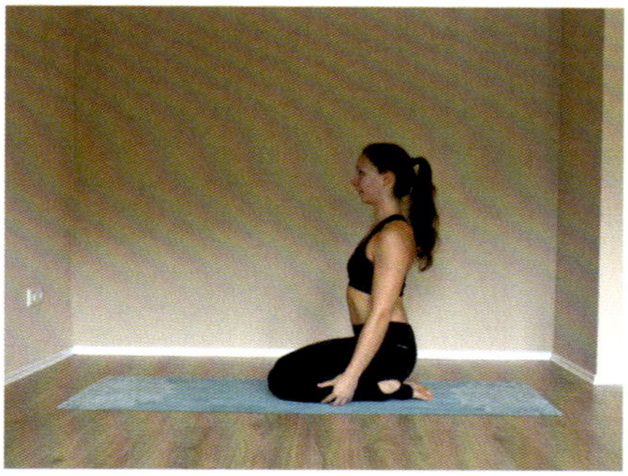

A

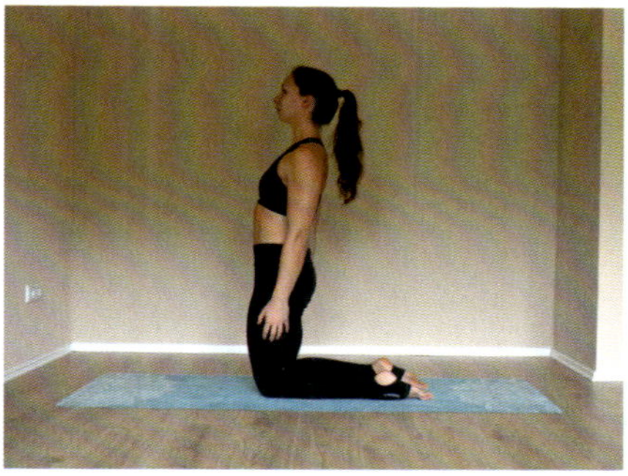

B

KNIESITZ UND KNIESTAND

1. Starte in einer Sitzposition, beuge die Beine, lege sie auf eine Seite und hebe das Gesäß an.
2. Die Beine sind geschlossen.
3. Das Gesäß für den Kniesitz auf den Fersen ablegen und den Oberkörper aufrichten (Foto *a*).
4. Für den Kniestand das Gesäß von den Fersen abheben, bis sich die Hüften über den Kniegelenken befinden (Foto *b*).
5. Den Oberkörper aufrecht halten und die Bauchmuskulatur unter Spannung halten.

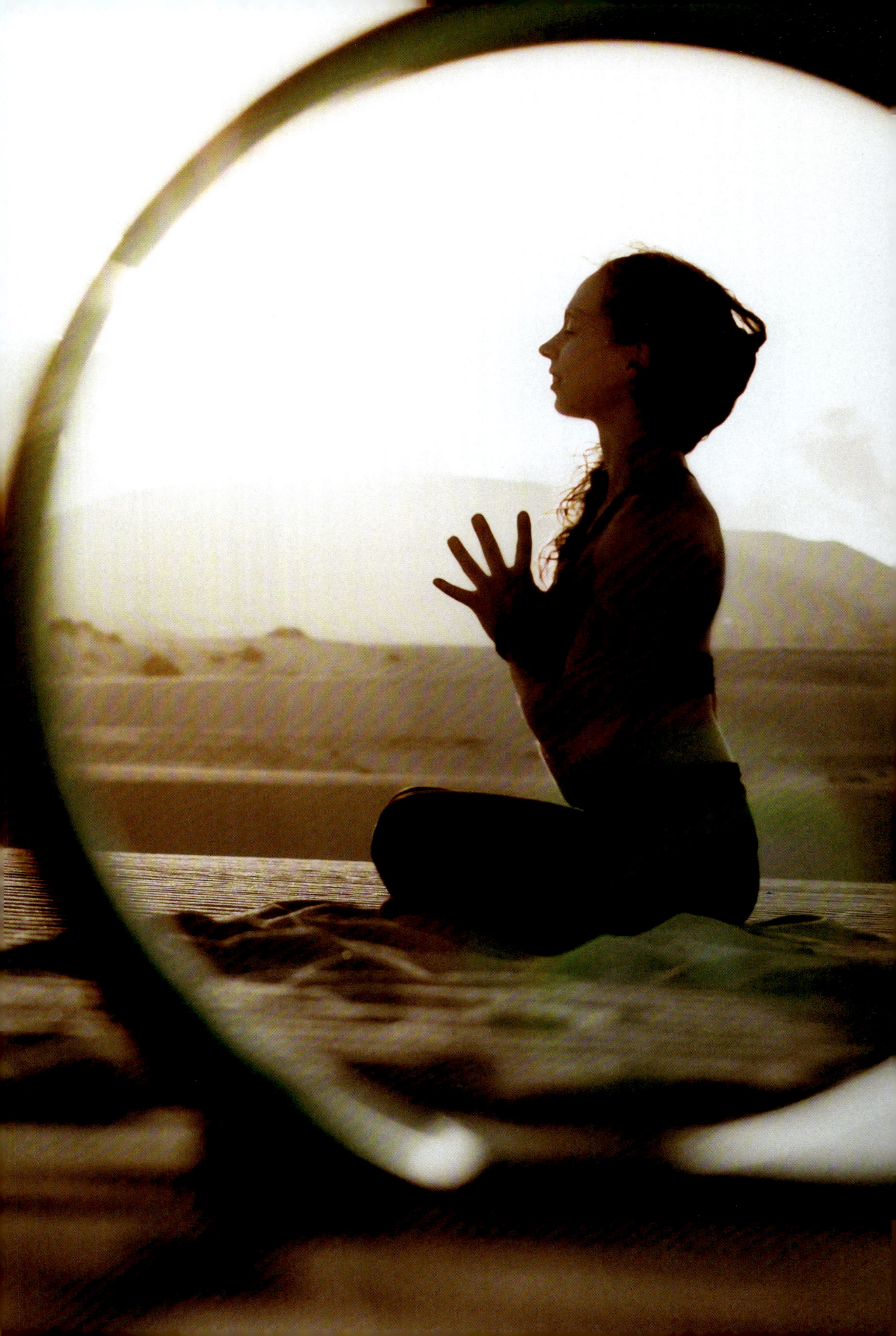

1

ERWÄRMUNG DER GELENKE UND GROSSEN MUSKELGRUPPEN

DIE ERWÄRMUNG

In der Gesellschaft hat Yoga mit dem weit verbreiteten Vorurteil zu kämpfen, keine anstrengende Sportart und nur der Entspannung älterer Generationen dienlich zu sein.

Allerdings befindet sich die Meinung zu Yoga immer mehr in einem Wandel und die aus Indien stammende philosophische Lehre findet nach und nach auch Anerkennung in Europa.

Die Vielseitigkeit von Yoga spiegelt sich in den unterschiedlichen Stilen wider, die sich in ihrer Ausführung unterscheiden. Während das klassische Hatha Yoga kraftvoll ist, zeichnet sich das Vinyasa Yoga durch seinen Sequenzreichtum und einer weicheren Ausführung aus.

Obwohl sich die Yogastile deutlich voneinander unterscheiden, starten alle in der Regel mit der Erwärmung. Ähnlich wie beim Fußball, Schwimmen oder in der Leichtathletik spielt auch beim Yoga das Aufwärmen eine große Rolle und kann je nach Stil unterschiedlich ausfallen. Während der eine Stil versucht, mithilfe des Atems und der Gedanken die Muskeln zu aktivieren, anzuspannen sowie zu entspannen, mobilisiert ein anderer Stil die wichtigsten Gelenke.

Es gibt kein Geheimrezept für die perfekte Erwärmung und Aktivierung des Organismus, so dass die Herangehensweise bei dem Praktizierendem selbst liegt.

Nach langjähriger Erfahrung habe ich für meinen Körper herausgefunden, dass die Mobilisation und dynamische Muskelaktivierung am besten geeignet ist, um meinen Körper für die Yoga-Rad-Sequenzen vorzubereiten. Die einzelnen Übungen mit dem Yoga Rad ähneln dem klassischen Sonnengruß und können zu einer Sequenz zusammengefügt werden.

Die Erwärmung beginnt im Stand. Die Beine, die größte Muskelgruppe des Körpers, werden zunächst aktiviert. Im Anschluss folgt die Bauchmuskulatur. Danach folgt die Mobilisation und Erwärmung der Wirbelsäule sowie Brustmuskulatur.

Ziel der Erwärmung ist es:

- den Organismus auf die Yoga-Sequenz sowohl geistig als auch körperlich, vorzubereiten,
- die Herz- und Atemleistung zu steigern,
- Verbesserung der Muskeldurchblutung,
- Verletzungen vorzubeugen,
- Gelenkflüssigkeit zu produzieren und dadurch die Gelenkbelastung zu verringern,
- die Herstellung sowie Verbesserung der Motivation und Steigerung der Konzentration.

Beim Praktizieren mit dem Yoga Rad wird dringend empfohlen sich zehn bis fünfzehn Minuten Zeit zu nehmen, um die einzelnen Körperregionen bewusst zu erwärmen. Hierdurch wird eine saubere und konzentrierte Ausführung gewährleistet.

SONNENGRUSS MIT DEM RAD, BERGPOSE & VORBEUGE

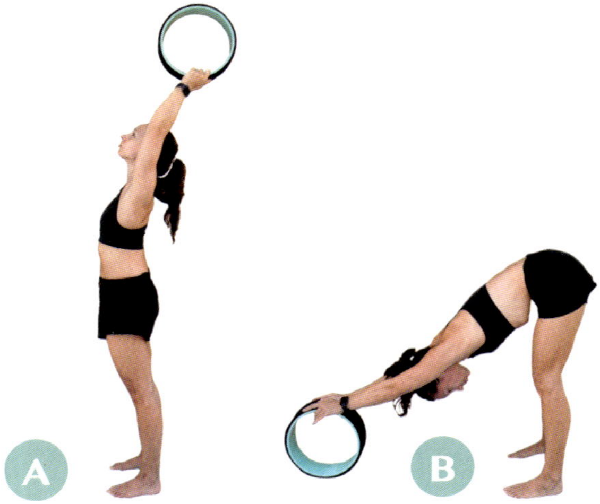

1. Starte in einem hüftbreiten Stand und beuge die Knie leicht für einen stabilen Stand.
2. Umgreife den Rand des Rads und ziehe es über den Kopf. Dabei bleiben die Ellenbogen in einer leichten Beugung (Foto *a*).
3. Spanne aktiv die Gesäßmuskulatur an und öffne den Brustkorb. Ziehe dabei das Rad etwas hinter den Kopf als kleines Gegengewicht.
4. Löse langsam die Position, stelle das Rad am Boden ab und komme in eine Vorbeuge.

ATMUNG

Einatmung: Den Brustkorb öffnen.
Ausatmung: Das Rad vorne abstellen.

5. Lege die Hände mit den Handflächen auf dem Rad ab und ziehe den Kopf zwischen die Arme (Foto *b*).
6. Atme ein, wandere mit den Händen am Rad weiter nach vorne und ziehe die Wirbelsäule in die Länge.
7. Atme aus und ziehe die Schultern wieder zurück (weg von den Ohren).

ATMUNG

Einatmung: Die Hände wandern vor.
Ausatmung: Die Schultern zurückziehen.

Hier geht es zum Video:

KNIEBEUGE MIT DEM RAD

A

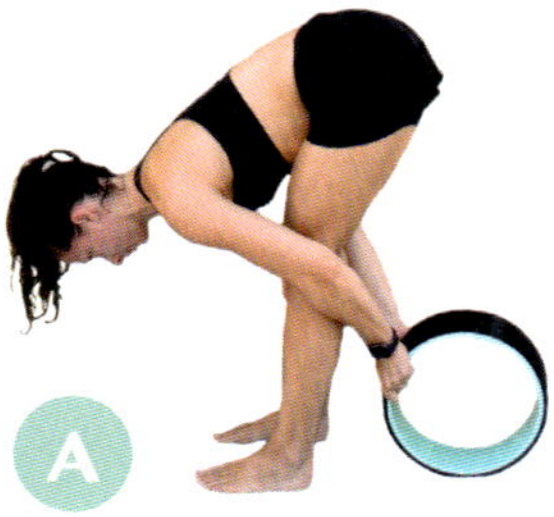

B

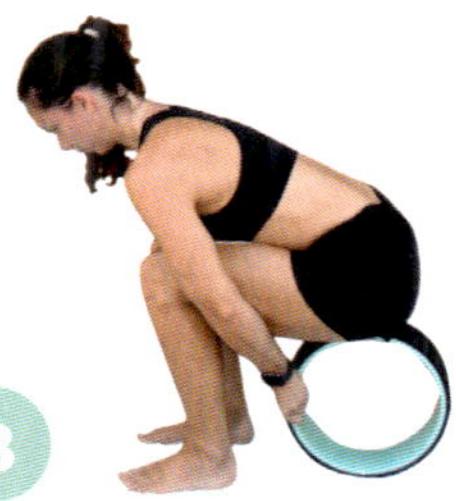

1. Bleibe in der Vorbeuge, ziehe das Rad zwischen den Beinen durch und stelle es hinter den Fersen ab.
2. Die Hände gehen außen am Schienbein vorbei und möchten den Rand des Rads greifen (Foto *a*).
3. Drücke das Rad in den Boden hinein und ziehe den Oberkörper zum Rad heran. Versuche den Rücken lang zu lassen und den Oberkörper weiterhin zu öffnen.
4. Beuge und strecke die Knie für eine Kniebeuge mit dem Rad (Foto *b*). Achte darauf, dass die Knie nach vorne gerichtet sind und hinter den Zehen bleiben.

ATMUNG
Einatmung: Die Beine beugen.
Ausatmung: Die Beine strecken.

MOUNTAIN CLIMBER AUF DEM RAD

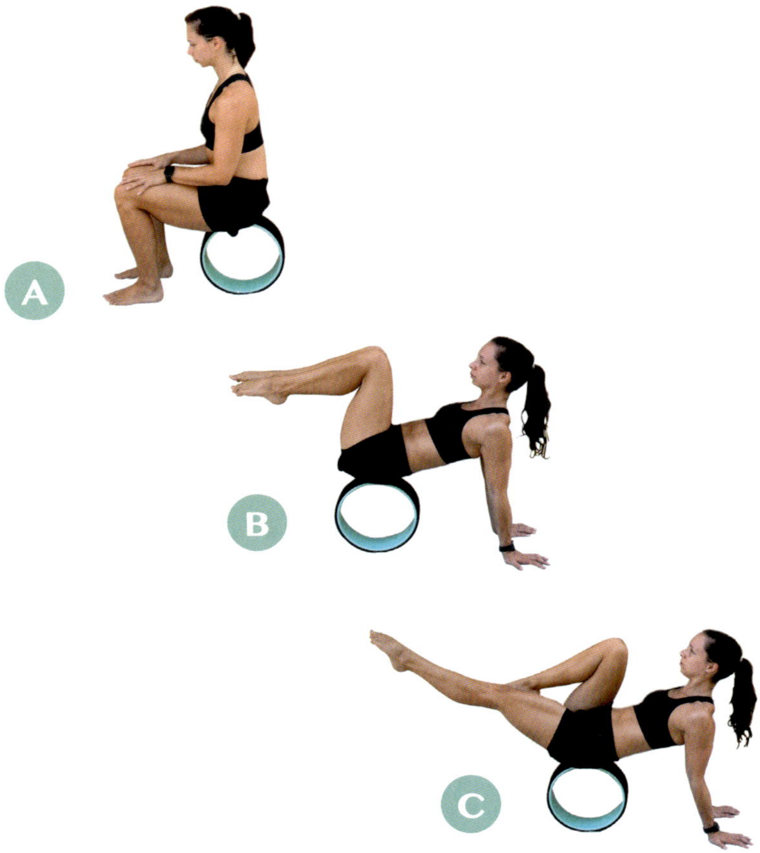

1. Bleibe ganz auf dem Rad sitzen (Foto *a*) und stelle die Hände nun Schulterbreit und mit allen Fingern nach hinten zeigend auf dem Boden ab. Beuge dabei auch die Ellenbogengelenke. Falls es zu wacklig ist, können unter die Hände auch Yogablöcke gelegt werden.
2. Das Kreuzbein befindet sich nun auf dem Rad. Versuche beide Beine anzuheben und zunächst auszubalancieren (Foto *b*).
3. Wenn die Stabilität gefunden wurde, beuge und strecke abwechselnd die Beine, um die Bauchmuskulatur zu aktivieren (Foto *c*).

ATMUNG

Fließende Atmung während der gesamten Übungsausführung.

ZURÜCK IN DIE VORBEUGE MIT DEM RAD - ÜBERGANG IN DEN VIERFÜSSLERSTAND

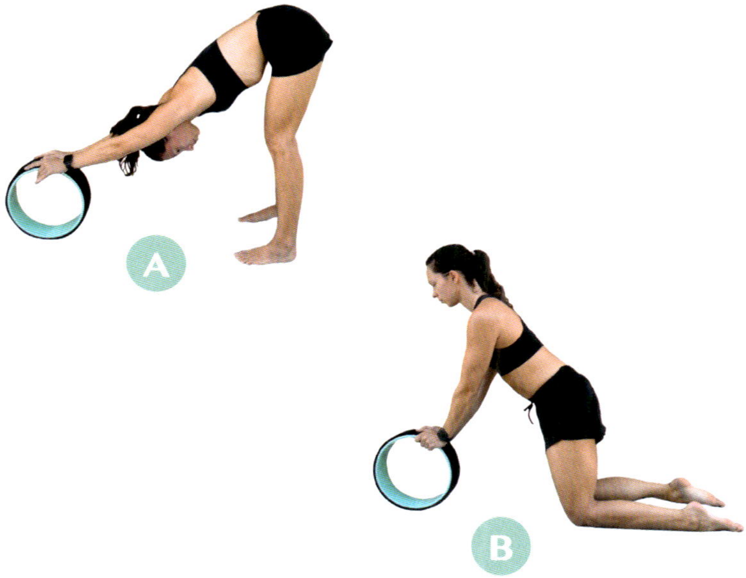

1. Stelle die Füße wieder auf und komme zurück in eine Vorbeuge (Foto *a*).

ATMUNG
Einatmung: Zurück in die Vorbeuge kommen.

2. Beuge beide Kniegelenke und stelle sie auf dem Boden ab für einen Vierfüßlerstand am Rad (Foto *b*).

ATMUNG
Ausatmung: Die Knie auf dem Boden abstellen.

KATZENBUCKEL/HOHLKREUZ

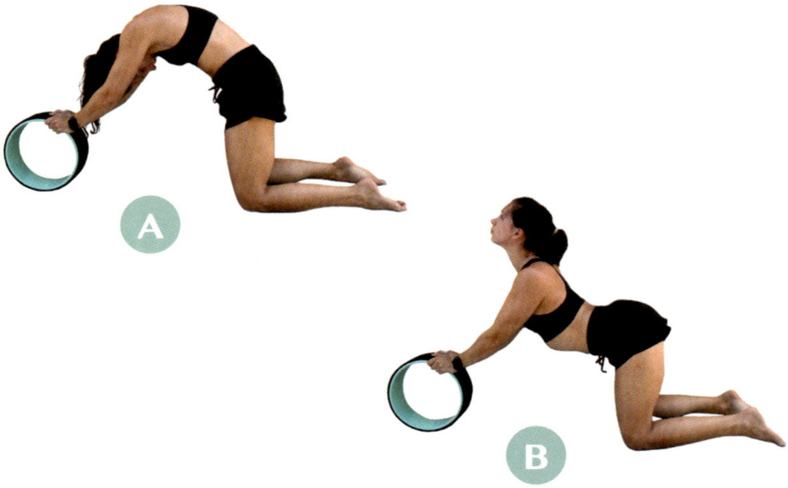

1. Drücke mit den Händen in das Rad hinein und runde den Rücken zu einem Katzenbuckel (Foto *a*).
2. Ziehe dabei auch das Kinn zu Brust.

ATMUNG

Einatmung: Den Rücken von der Halswirbelsäule bis zur Lendenwirbelsäule runden.

3. Öffne den Brustkorb für ein Hohlkreuz (Foto *b*).
4. Schaue mit dem Kopf nach oben.

ATMUNG

Ausatmung: Runde Position lösen und den unteren Rücken in ein leichtes Hohlkreuz bringen.

COBRA AM RAD

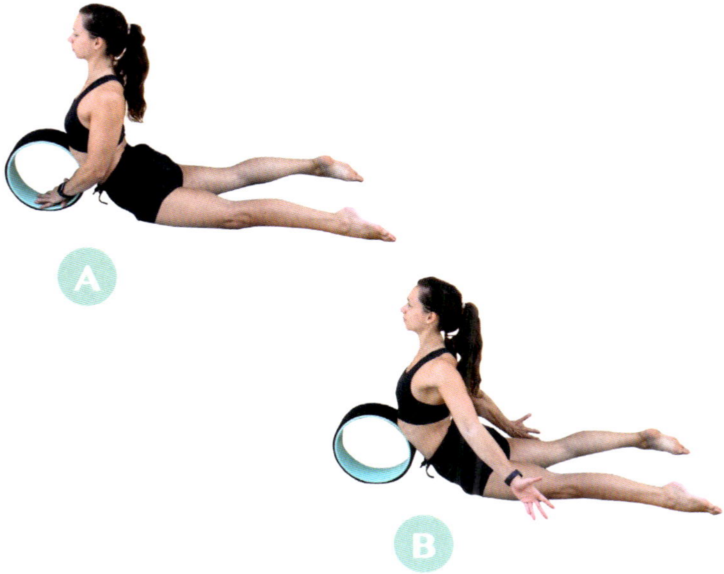

1. Lege langsam das Schambein auf dem Boden ab und platziere das Rad am Brustbein oder an der Bauchdecke. Wichtig ist, dass das Schambein auf dem Boden liegt.
2. Lege die Hände innen am Rad ab (Foto *a*) oder strecke sie zur Seite, um den Brustkorb zu öffnen (Foto *b*).
3. Spanne während der gesamten Übung die Gesäßmuskulatur an und senke die Schultern bei der Ausatmung ab.

ATMUNG

Einatmung: Den Brustkorb öffnen und die Arme nach hinten ziehen.

Ausatmung: Die Schultern absenken und den Brustkorb weiter öffnen.

KINDSPOSE AM RAD

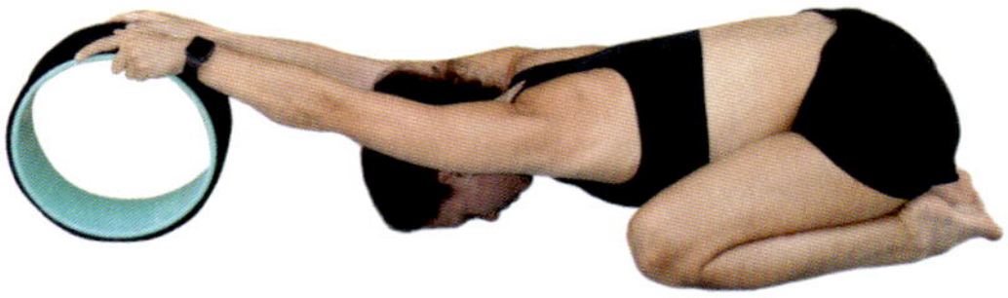

1. Schiebe, um den Rücken kurz zu entlasten, das Gesäß nach hinten in eine Kindspose mit Rad.
2. Umgreife den Rand des Rads und ziehe mit den Händen nach vorne, um die Wirbelsäule auseinanderzuziehen.

ATMUNG

Einatmung: Das Gesäß nach hinten zu den Fersen ziehen.
Ausatmung: Kurz halten.
Einatmung: Mit den Händen nach vorne ziehen.
Ausatmung: Die Schultern wieder zurückziehen.

VORBEUGE & GESTRECKTE BERGPOSE

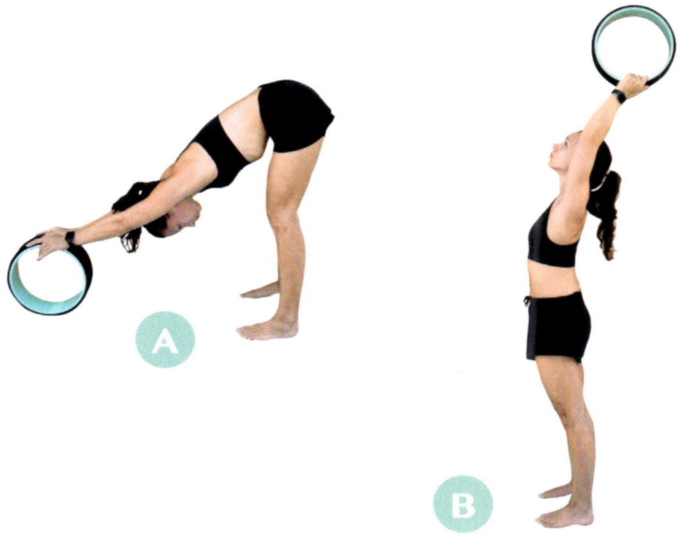

1. Richte den Oberkörper wieder auf und umgreife den Rand des Rads.
2. Drücke die Fußspitzen in den Boden hinein, komme zurück auf den ganzen Fuß und laufe mit den Füßen unter die Hüfte (Foto *a*).

ATMUNG

Einatmung: Den Oberkörper aufrichten.
Ausatmung: Die Fußspitzen und Fersen in den Boden drücken, gleichzeitig die Beine strecken.
Einatmung: Mit den Füßen nach vorne laufen.
Ausatmung: In Vorbeuge halten.

3. Umgreife weiterhin den Rand des Rads und richte den Oberkörper für eine gestreckte Bergpose mit Rad wieder auf.
4. Öffne den Brustkorb und komme in eine leichte Rückbeuge in der Brustwirbelsäule (Foto *b*).

ATMUNG

Einatmung: Den Oberkörper aufrichten und in eine leichte Rückbeuge gehen.
Ausatmung: Die Spannung lösen und in den normalen Stand zurückkommen.

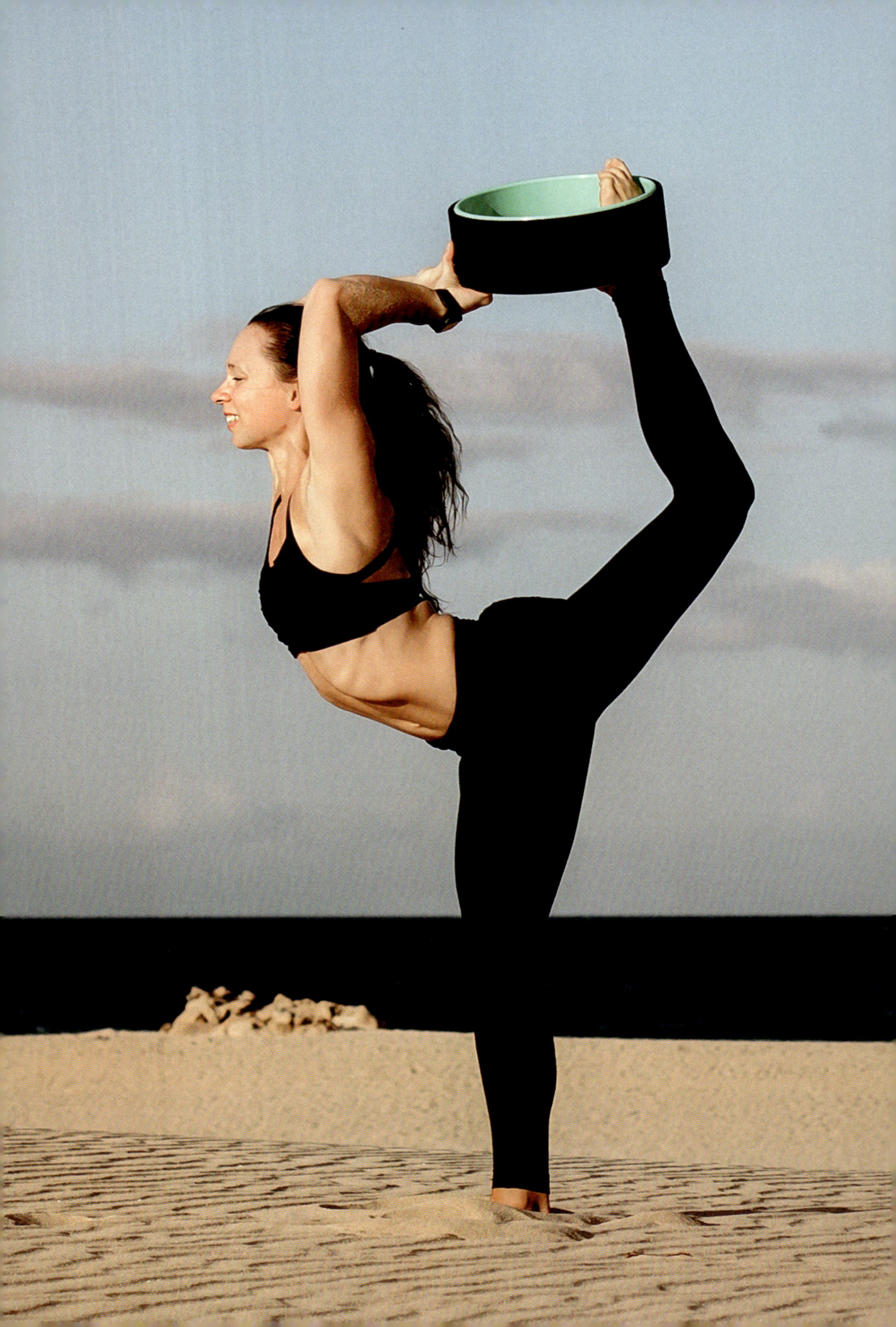

2

STANDHALTUNGEN

VORBEUGE MIT ENGEN & GESPREIZTEN BEINEN

Schwierigkeitsgrad: ●

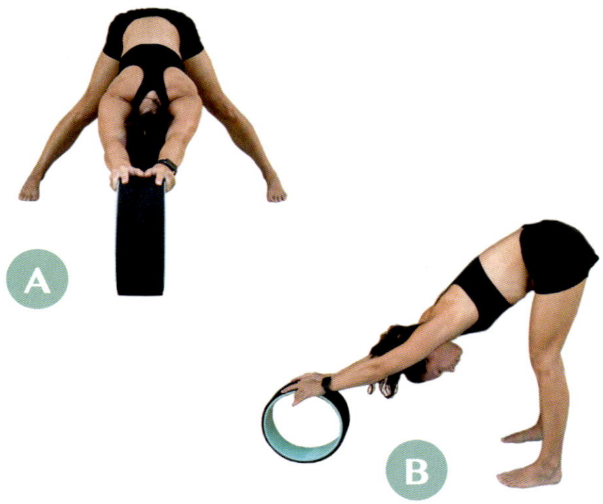

Dehnung folgender Bereiche: Oberschenkelrückseite, Waden, Gesäßmuskulatur, Rückenstrecker und Brustmuskulatur

1. Platziere die Füße entweder hüftbreit oder deutlich weiter auseinander (Foto *a*).
2. Stelle das Rad in die Mitte und rolle mit geradem Rücken langsam nach vorne. Spanne gleichzeitig die Bauchmuskulatur an, indem der Rippenbogen geschlossen wird.
3. Um die Brustdehnung zu verstärken, rolle langsam weiter nach vorne, bis die Arme komplett ausgestreckt sind.
4. Ziel ist es, diese Übung mit geradem Rücken auszuführen und den Oberkörper, soweit es möglich ist, Richtung Boden zu führen (Foto *b*).

ATMUNG

Einatmung: Die Arme auf dem Rad ablegen und langziehen.
Ausatmung: Die Position halten und entspannen.

VORBEUGENTWIST MIT ENGEN & GESPREIZTEN BEINEN

Schwierigkeitsgrad: ●

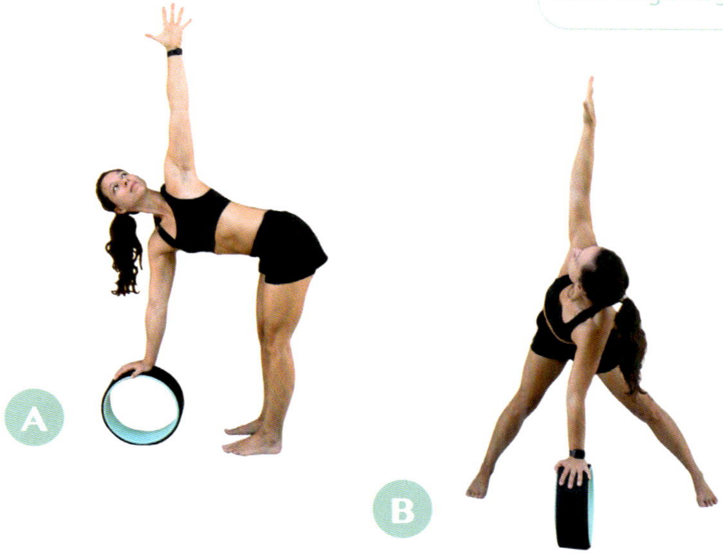

Dehnung folgender Bereiche: Oberschenkelrückseite, Gesäßmuskulatur, Waden, Brust- und seitliche Rumpfmuskulatur

1. Platziere die Füße entweder hüftbreit (Foto *a*) oder deutlich weiter auseinander (Foto *b*).
2. Stelle das Rad in die Mitte und rolle es auf Schulterhöhe nach vorne. Lege eine Hand darauf ab.
3. Öffne den Brustkorb zur anderen Seite und hebe den anderen Arm angespannt zur Decke. Der Blick folgt dem Arm (Foto *a*).
4. Falls das Rad zu instabil sein sollte, kann es gegen einen Yogablock gelehnt werden.

ATMUNG

Einatmung: Der Brustkorb öffnet zur Seite.

Ausatmung: Die Position halten und entspannen.

GESTRECKTE SEITLICHE WINKELHALTUNG

Schwierigkeitsgrad: ●

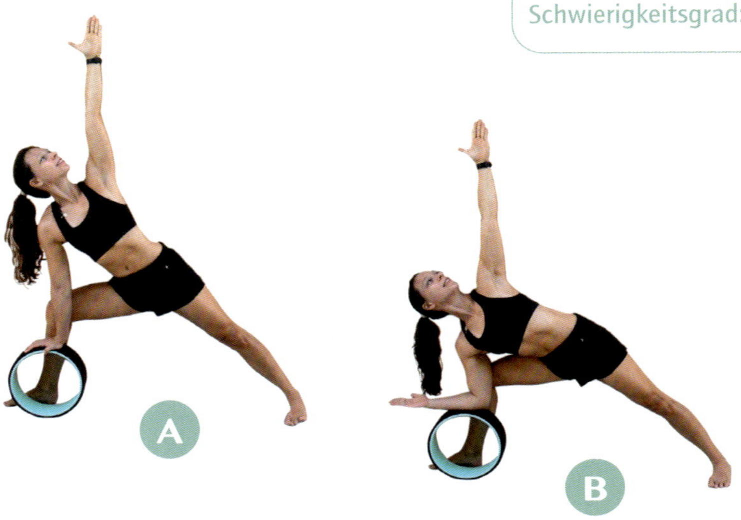

Dehnung folgender Bereiche: Oberschenkelinnenseite und Oberschenkelrückseite, Gesäß- und seitliche Rumpfmuskulatur

1. Starte in einem weiten Ausfallschritt nach hinten und drehe den hinteren Fuß so, dass die Zehen um 90° nach außen gedreht sind.
2. Beuge das vordere Bein und achte darauf, dass das Kniegelenk zur Fußspitze zeigt. Das hintere Bein ist gestreckt. Belaste Ferse, Fußaußenseite und die Fußspitzen.
3. Positioniere das Rad neben dem vorderen Fuß und lege die Hand darauf ab. Balanciere das Rad aus. Ziehe den anderen Arm zur Decke und öffne die Brust seitlich (Foto *a*).
4. Falls die Flexibilität es zulässt, kann der Unterarm auf dem Rad abgelegt werden (Foto *b*).

ATMUNG

Einatmung: Ausfallschritt, hinteren Fuß im 90°-Winkel.
Ausatmung: Die Hand oder den Unterarm auf dem Rad ablegen.
Einatmung: Den anderen Arm nach oben zur Decke ziehen und die Brust seitlich öffnen.
Ausatmung: Die Position halten und entspannen.

KRIEGER 1 AUF DEM RAD

Schwierigkeitsgrad: ● ●

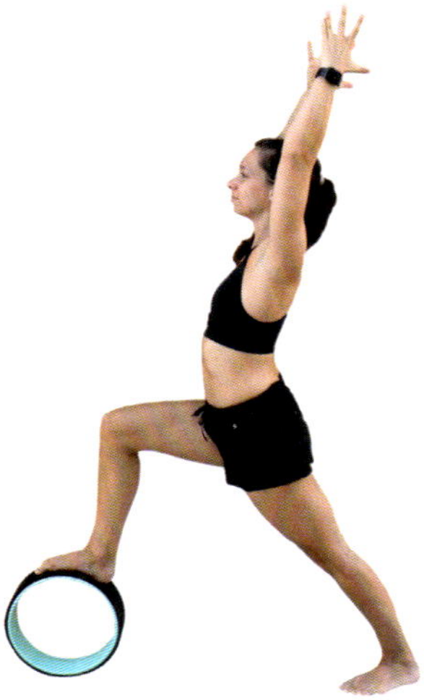

Dehnung folgender Bereiche: Oberschenkelrückseite, Wade und Hüftbeuger
Kräftigung folgender Bereiche: Gesäßmuskulatur, gesamte Oberschenkelmuskulatur und Waden

1. Stelle das Yoga Rad bei Bedarf gegen einen Yogablock, damit es nicht wegrutschen kann.
2. Platziere einen Fuß auf dem Rad und stelle das andere Bein einen Schritt nach hinten.
3. Die Hüftknochen und Schultern sind in einer Linie.
4. Beuge das vordere Bein und schiebe die Hüfte nach vorne. Die hintere Ferse bleibt auf dem Boden.
5. Gleichzeitig gehen die Arme über den Kopf oder hinter den Rücken, um die Hände zu greifen und Richtung Boden zu ziehen. Die Schultern bleiben unten. Öffne die Brust zur Decke.

ATMUNG
Einatmung: Das vordere Bein beugen und die Arme über den Kopf oder hinter den Rücken nehmen.
Ausatmung: Ausbalancieren.
Einatmung: Die Brust zur Decke öffnen.
Ausatmung: Die Position halten und entspannen.

KRIEGER 2 AUF DEM RAD

Schwierigkeitsgrad: ●●

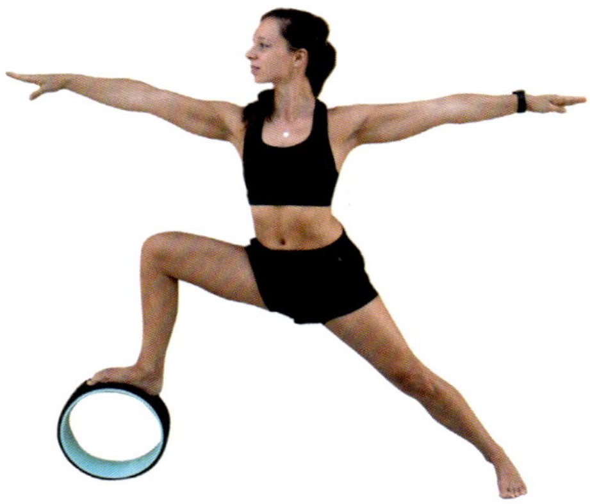

Dehnung folgender Bereiche: Oberschenkelinnenseite und Hüftbeuger
Kräftigung folgender Bereiche: Oberschenkelmuskulatur, Gesäßmuskulatur und Waden

1. Platziere das Rad bei Bedarf vor einem Yogablock, damit es nicht wegrutscht.
2. Stelle einen Fuß mittig auf dem Rad ab und rutsche mit dem anderen Fuß den Boden entlang, bis die Hüfte geöffnet ist.
3. Den hinteren Fuß so abstellen, dass die Zehen um 90° nach außen gedreht sind. Das Gewicht auf die Ferse und Fußaußenkante bringen. Prüfe, ob die hintere Ferse auf Radhöhe ist.
4. Der Fuß, welcher auf dem Rad steht, bleibt fixiert und drückt aktiv in das Rad hinein. Beuge das Kniegelenk, sodass es über der Ferse steht.
5. Arme auf Schulterhöhe anheben und unter Spannung halten.

ATMUNG

Einatmung: Das vordere Bein beugen und die Arme auf Schulterhöhe anheben.
Ausatmung: Die Position halten und entspannen.

KRIEGER 2 AUF DEM RAD - VARIANTEN

Schwierigkeitsgrad: ●●

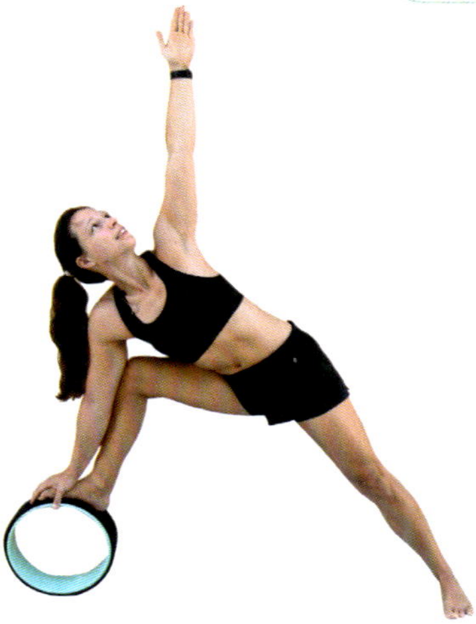

VARIANTE 1

Dehnung folgender Bereiche: Oberschenkelinnenseite, Hüftbeuger, seitliche Rumpfmuskulatur und Brustmuskulatur
Kräftigung folgender Bereiche: Gesäßmuskulatur, Oberschenkelmuskulatur und Waden

1. Aus der „Krieger 2 auf dem Rad"-Position die vordere Hand zum Rad führen und die Schulter Richtung Oberschenkel ziehen. Bei Bedarf kann sie dort auch abgelegt werden.
2. Der obere Arm zieht zur Decke.

ATMUNG

Einatmung: Den Oberkörper nach vorne lehnen, der obere Arm zieht zur Decke.
Ausatmung: Die Position halten und entspannen.

Schwierigkeitsgrad: ●●

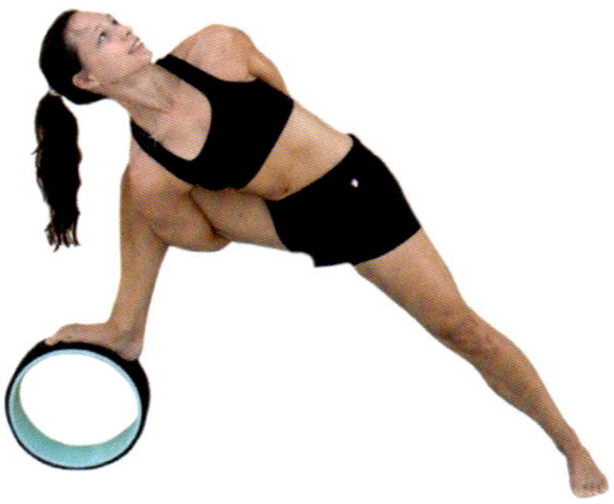

VARIANTE 2

Dehnung folgender Bereiche: Oberschenkelinnenseite, Hüftbeuger, seitliche Rumpfmuskulatur und Brustmuskulatur
Kräftigung folgender Bereiche: Gesäßmuskulatur, Oberschenkelmuskulatur und Waden

1. Löse die Hand vom Rad aus Variante 1 und führe sie an der Innenseite des Oberschenkels vorbei.
2. Führe die obere Hand hinter den Rücken und greife die untere Hand. Öffne die Brust nach vorne.

ATMUNG

Einatmung: Die Hände hinter dem Rücken zusammenführen.
Ausatmung: Die Position halten und entspannen.

DREIECKSPOSE AUF DEM RAD

Schwierigkeitsgrad: ●●

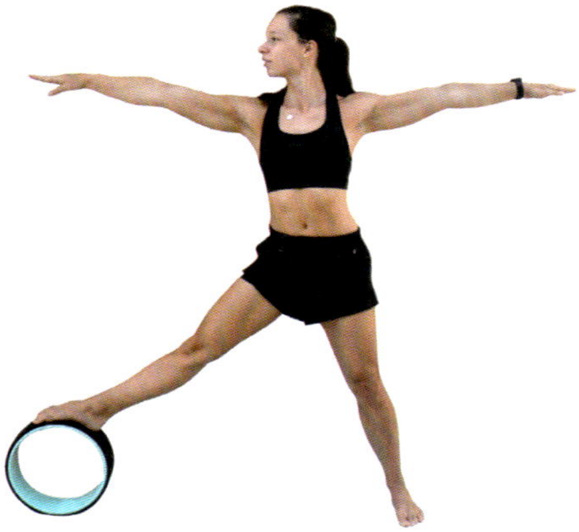

Dehnung folgender Bereiche: Oberschenkelinnenseite, Hüftbeuger, seitliche Rumpfmuskulatur und Brustmuskulatur
Kräftigung folgender Bereiche: Gesäßmuskulatur, Oberschenkelmuskulatur und Waden

1. Aus der „Krieger 2 auf dem Rad"-Position das Bein strecken, welches sich auf dem Rad befindet.
2. Die Arme sind in Verlängerung der Schulter zu lassen.
3. Den Oberkörper kann seitlich zum Rad gebeugt werden. Ein Arm zieht dann Richtung Boden, den anderen zur Decke.
4. Die Brustmuskulatur öffnet zur Seite.

ATMUNG

Einatmung: Das Standbein auf dem Rad strecken und die Arme auf Schulterhöhe seitlich ausstrecken.
Ausatmung: Die Position ausbalancieren.
Einatmung: Den Oberkörper seitlich zum Rad beugen, die Brustmuskulatur zur Seite hin öffnen.
Ausatmung: Die Position halten und entspannen.

SONNENKRIEGER AUF DEM RAD

Schwierigkeitsgrad: ●●

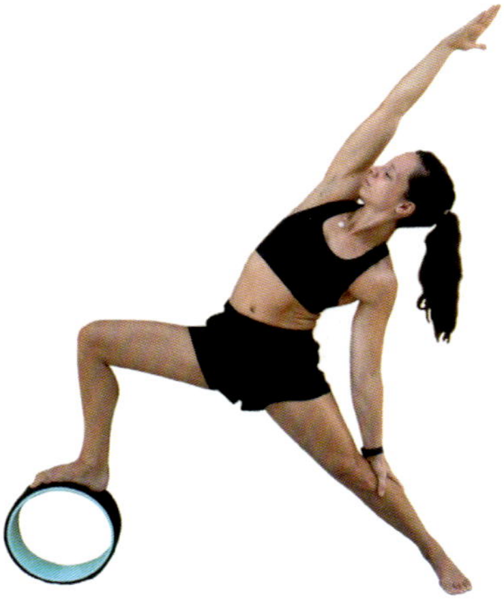

Dehnung folgender Bereiche: Oberschenkelinnenseite, Hüftbeuger und seitliche Rumpfmuskulatur
Kräftigung folgender Bereiche: Gesäßmuskulatur, Oberschenkelmuskulatur und Waden

1. Beuge den Oberkörper aus der „Krieger 2 auf dem Rad"-Position seitlich zum hinteren Bein.
2. Stütze die hintere Hand an der Wade ab, damit der vordere Arm aktiv über den Kopf gezogen und gleichzeitig die Rumpfmuskulatur seitlich gebeugt werden kann.

ATMUNG

Einatmung: Die Rumpfmuskulatur seitlich beugen und den vorderen Arm über den Kopf ziehen.
Ausatmung: Die Position halten und entspannen.

AUSFALLSCHRITT AUF DEM RAD

Schwierigkeitsgrad: ●●

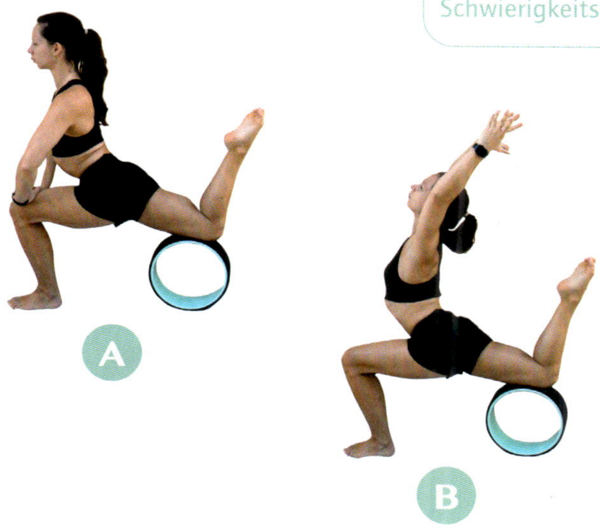

Dehnung folgender Bereiche: Hüftbeuger und Oberschenkelvorderseite
Kräftigung folgender Bereiche: Gesäßmuskulatur, Oberschenkelmuskulatur und Waden

1. Starte in der Ausgangsposition „Herabschauender Hund" und platziere das Rad auf Höhe der Knie.
2. Bringe ein Bein zwischen die Hände und beuge es. Komme in einen Ausfallschritt.
3. Lege das gestreckte, hintere Bein oberhalb vom Knie (das Kniegelenk sollte frei beweglich sein) auf dem Rad ab (Foto *a*).
4. Die Hüftknochen bleiben parallel.
5. Drücke mit dem vorderen Bein aktiv in den Boden hinein und richte den Oberkörper langsam auf. Das Kniegelenk bleibt hinter der Fußspitze.
6. Löse die Hände vom Boden und lege sie auf das gebeugte Bein oder nimm sie entweder seitlich neben oder über den Kopf (Foto *b*).

ATMUNG
Einatmung: Aus dem Herabschauenden Hund in den Ausfallschritt gehen.
Ausatmung: Das hintere Bein auf dem Rad ablegen.
Einatmung: Mit dem vorderen Bein aktiv in den Boden drücken und den Oberkörper aufrichten.
Ausatmung: Die Position halten und entspannen.

AUSFALLSCHRITT AUF DEM RAD - VARIANTE

Schwierigkeitsgrad: ●●●

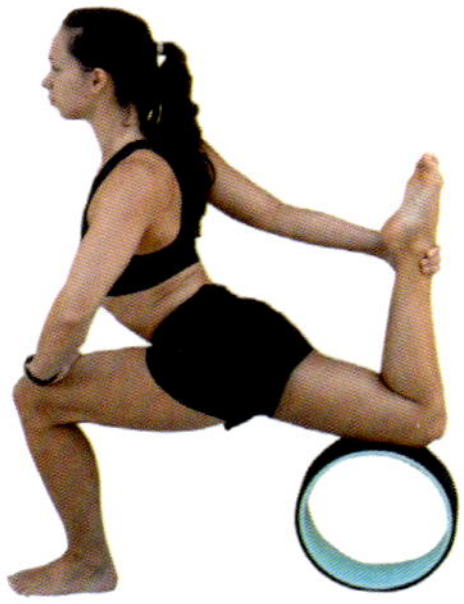

A

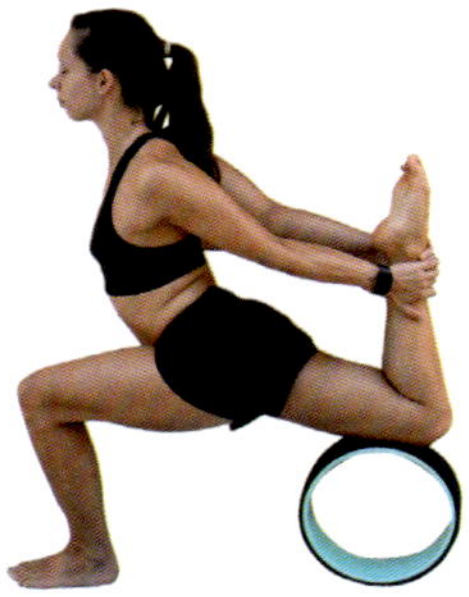

B

Dehnung folgender Bereiche: Hüftbeuger und Oberschenkelvorderseite
Kräftigung folgender Bereiche: Gesäßmuskulatur, Oberschenkelmuskulatur und Waden

1. Aus dem Ausfallschritt auf dem Rad das hintere Bein beugen und greifen:
   a. mit einer Hand den Fuß greifen (Foto *a*).
   b. mit beiden Händen über die Seite den Fuß greifen (Foto *b*).
   c. beide Hände über den Kopf führen und über Rückbeuge in der Wirbelsäule den Fuß greifen (bei ausgeprägter Flexibilität).

ATMUNG
Einatmung: Die Hand/die Hände zum Fuß führen und das Bein heranziehen.
Ausatmung: Die Position halten und entspannen.

STEHEN AUF DEM RAD

Schwierigkeitsgrad: ● ● ●

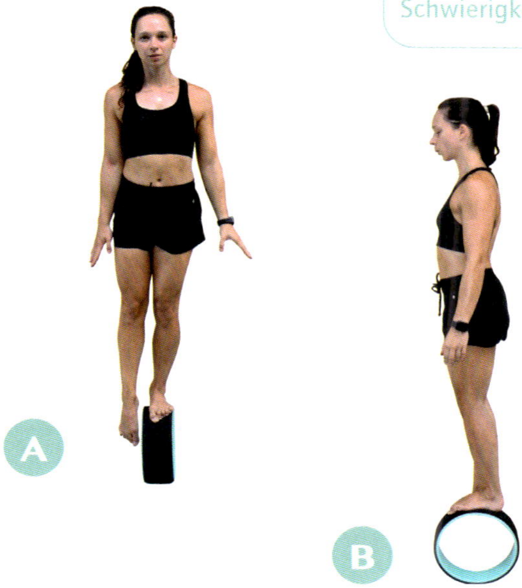

Aktivierung folgender Bereiche: Gleichgewichtssinn, Fußgewölbe, Oberschenkel- und Rumpfmuskulatur

1. Fixiere das Rad bei Bedarf mit zwei Yogablöcken.
2. Platziere einen Fuß mittig auf dem Rad, beuge das vordere Bein und steige auf das Rad (Foto *a*). Zu Beginn kann die Wand als Stütze verwendet werden.
3. Bringe das Standbein in eine minimale Beugung im Kniegelenk (Foto *b*) und bringe die Hüftknochen in eine parallele Position (Foto *a*).
4. Halte das freie Bein in der Luft auf Hüfthöhe und balanciere.
5. Um die Übung schwieriger zu gestalten, entferne anfangs den hinteren und später auch den vorderen Block.

ATMUNG

Einatmung: Auf das Rad steigen und das hintere Bein vom Boden lösen.
Ausatmung: Auf dem Rad balancieren.

Hier geht es zum Video:

STEHEN AUF DEM RAD - VARIANTE: KRIEGER 3

Schwierigkeitsgrad: ●●●

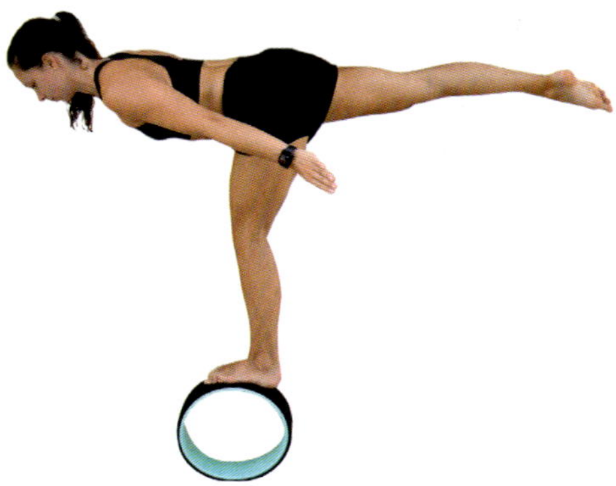

Kräftigung folgender Bereiche: Oberschenkelmuskulatur, Gesäßmuskulatur, Rumpfmuskulatur und Fußgewölbe

1. Gehe in die Position „Stehen auf dem Rad" (mit Yogablöcken).
2. Bringe den Oberkörper langsam nach vorne und strecke das freie Bein langsam nach hinten, bis das Bein auf Höhe des Oberkörpers ist.
3. Zu Beginn und zur Sicherheit kann man sich jederzeit mit den Händen an der Wand abstützen.
4. Das Standbein bleibt leicht gebeugt, der Brustkorb ist geöffnet.

ATMUNG

Einatmung: Langsam den Oberkörper nach vorne lehnen.
Ausatmung: Das Bein nach hinten strecken.

Hier geht es zum Video:

STEHEN AUF DEM RAD - VARIANTE: TÄNZER AUF DEM RAD

Schwierigkeitsgrad: ● ● ●

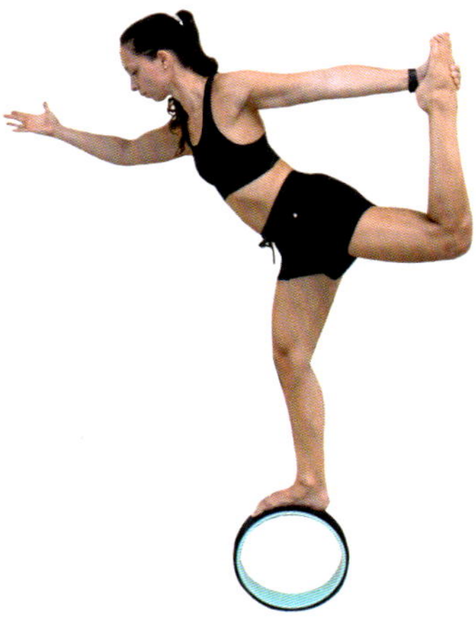

Kräftigung folgender Bereiche: Oberschenkelmuskulatur, Gesäßmuskulatur, Fußgewölbe und Rumpfmuskulatur
Dehnung folgender Bereiche: Brustmuskulatur, vordere Schulter und Bauchmuskulatur

1. Gehe in die Position „Stehen auf dem Rad" (mit Yogablöcken).
2. Beuge das freie Bein und greife den Fuß von innen.
3. Lehne den Oberkörper langsam etwas nach vorne und drücke mit dem Fuß in die Hand hinein. Hebe das Bein langsam etwas an.
4. Zu Beginn und zur Sicherheit kann man sich jederzeit mit den Händen an der Wand abstützen.
5. Das Standbein bleibt leicht gebeugt, der Oberkörper ist aufgerichtet.

ATMUNG
Einatmung: Langsam den Oberkörper nach vorne lehnen und in die Hand und den Fuß hineindrücken.
Ausatmung: Balancieren.

Hier geht es zum Video:

STEHEN AUF DEM RAD - VARIANTE: HAND-FUSS-BALANCE, NACH VORNE & ZUR SEITE

Schwierigkeitsgrad: ●●●

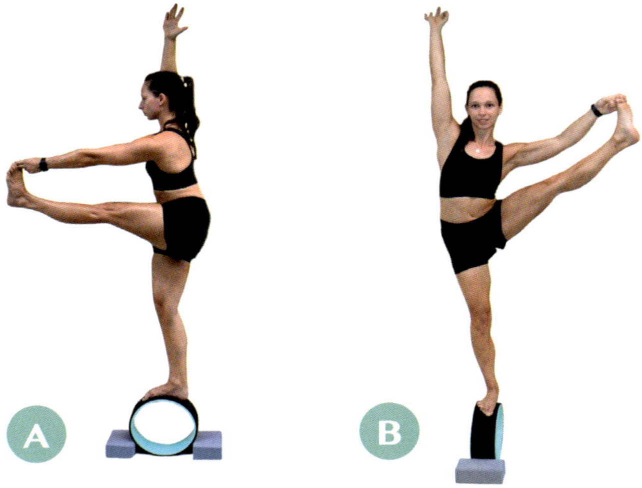

Kräftigung folgender Bereiche: Oberschenkelmuskulatur, Gesäßmuskulatur, Fußgewölbe und Rumpfmuskulatur
Dehnung folgender Bereiche: Oberschenkelrückseite, Oberschenkelinnenseite und Wadenmuskulatur

1. Gehe in die Position „Stehen auf dem Rad“ (mit Yogablöcken).
2. Beuge das freie Bein und greife den Fuß vorne am großen Zeh.
3. Versuche, das Bein langsam nach vorne (leichtere Variante; Foto *a*) oder zur Seite zu strecken (schwierigere Variante; Foto *b*). Zu Beginn und zur Sicherheit kann man sich jederzeit mit den Händen an der Wand abstützen.
4. Das Standbein bleibt leicht gebeugt, der Oberkörper ist aufgerichtet.

ATMUNG

Einatmung: Den großen Zeh greifen und das Bein nach vorne oder zur Seite strecken.
Ausatmung: Balancieren.

Hier geht es zum Video:

EINBEINIGE KNIEBEUGE AUF DEM RAD, NACH VORNE & ZUR SEITE

Schwierigkeitsgrad: ●●●

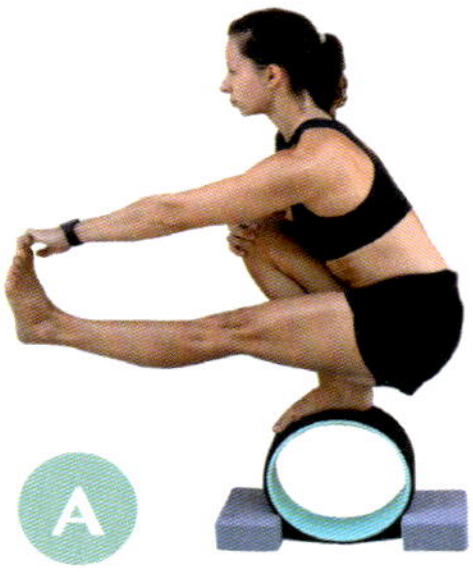

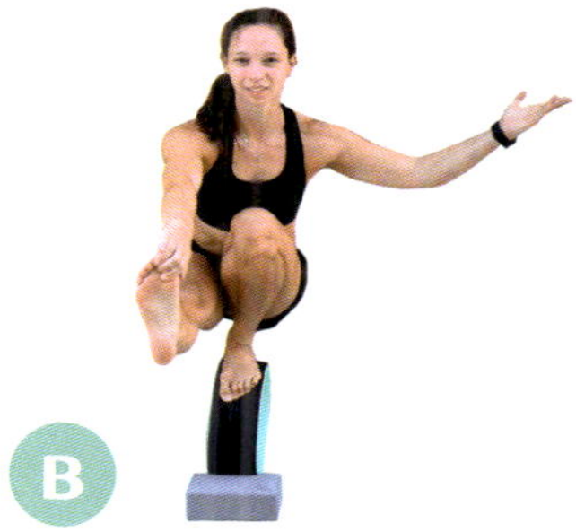

Kräftigung folgender Bereiche: Oberschenkelmuskulatur, Gesäß- und Wadenmuskulatur
Dehnung folgender Bereiche: Oberschenkelrückseite und Wadenmuskulatur

1. Gehe in die Position „Stehen auf dem Rad" (mit Yogablöcken).
2. Beuge das Standbein und senke das Gesäß langsam Richtung Boden ab.
3. Nimm die Arme über den Kopf. Der Oberkörper bleibt während der Bewegungsausführung aufgerichtet.
4. Greife nun den großen Zeh des ausgestreckten Beins (Seitenansicht: Foto *a*; Vorderansicht: Foto *b*) und ziehe das Bein nach vorne oder ziehe zur Seite oben (Hüftöffnung).
5. Achte bei der seitlichen Öffnung darauf, dass die seitliche Bauchmuskulatur mit aktiviert wird.

ATMUNG
Einatmung: Das Standbein beugen und das Gesäß absenken.
Ausatmung: Den großen Zeh greifen und das Bein nach oben ziehen.

Hier geht es zum Video:

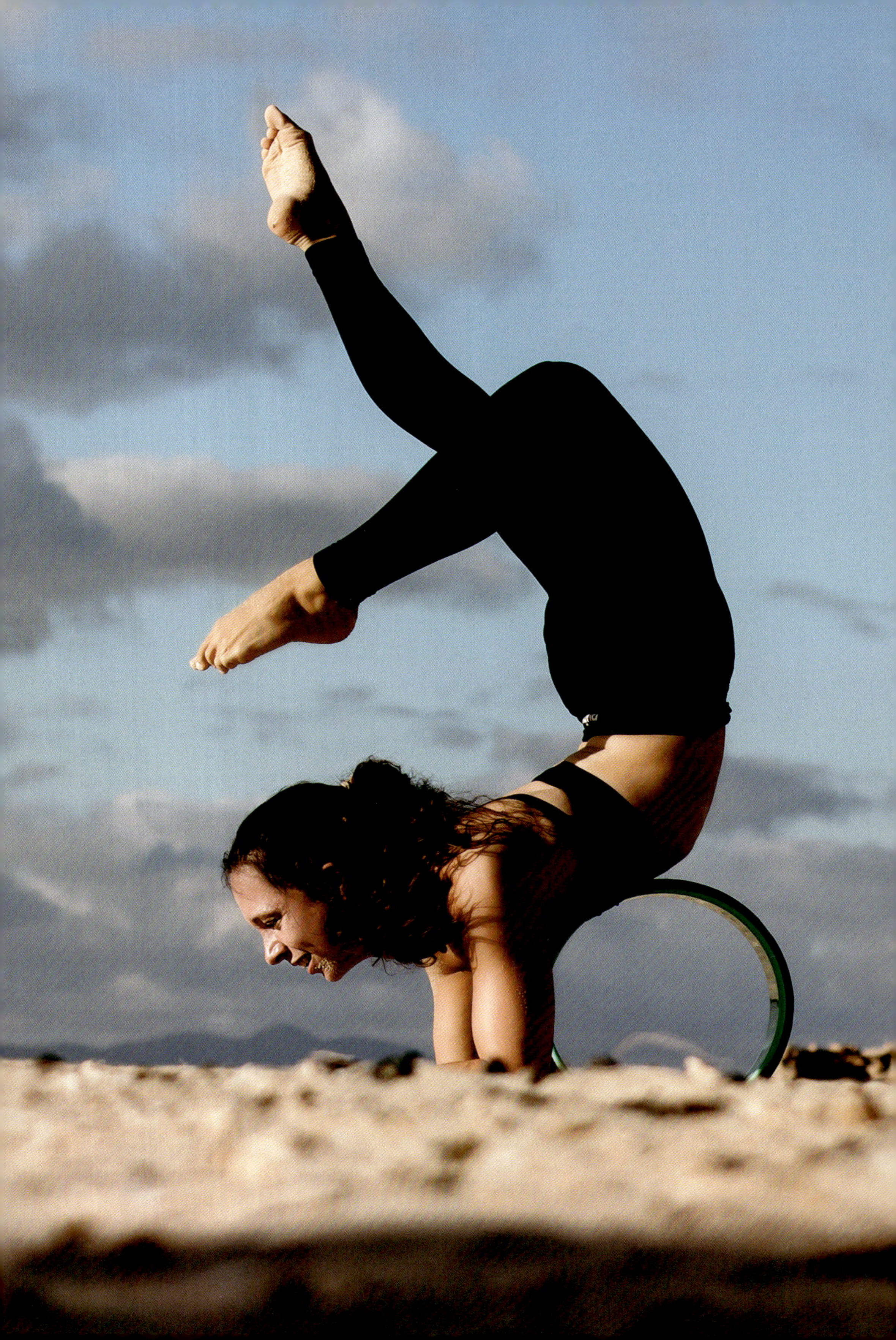

3

STÜTZHALTUNGEN

SCHULTERSTAND

Schwierigkeitsgrad: ●●

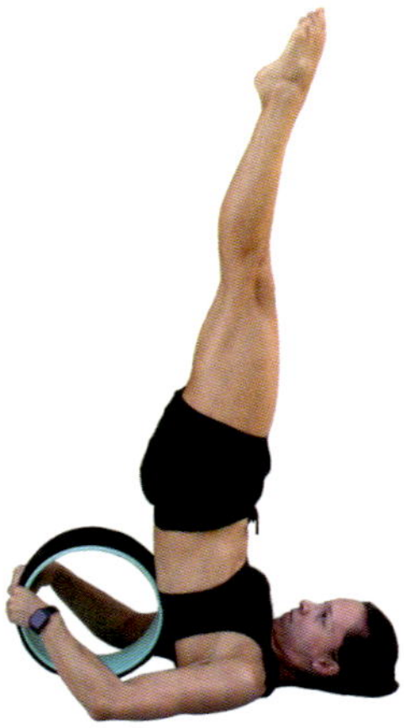

Kräftigung folgender Bereiche: Rücken- und Bauchmuskulatur
Aktivierung folgender Bereiche: Gesäß- und Beinmuskulatur

1. Starte in der Sitzposition und lege das Rad auf Höhe des unteren Rückens. Rolle komplett über das Rad und lege Kopf und Schultern auf dem Boden ab. Hebe die Beine an und ziehe sie zunächst zum Gesicht.
2. Greife mit den Händen zum Rad und drücke es aktiv gegen den oberen Rücken.
3. Hebe erst langsam das Gesäß an und bringe den Rücken in eine gerade Position. Spanne den Bauch an und schiebe langsam die Beine nach oben, bis sie gestreckt sind.
4. Wenn die Rückenmuskulatur noch nicht stark genug ist, hebe die Beine nur so weit an, dass der untere Rücken sich in einer geraden Position befindet.
5. Dynamische Varianten:
   a. Dynamische Bewegung: Ziehe die Beine wieder zur Brust und schiebe diese wieder aktiv hoch zur Decke.
   b. Dynamische Bewegung: Öffne die Beine in eine Grätsche, führe sie zum Boden und schließe sie langsam wieder.

ATMUNG

Fließende Atmung während der gesamten Übungsausführung.

LIEGESTÜTZ AUF DEM RAD

Schwierigkeitsgrad: ●●

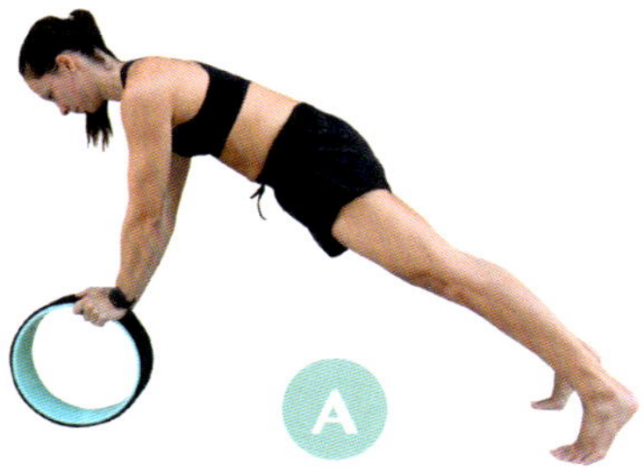

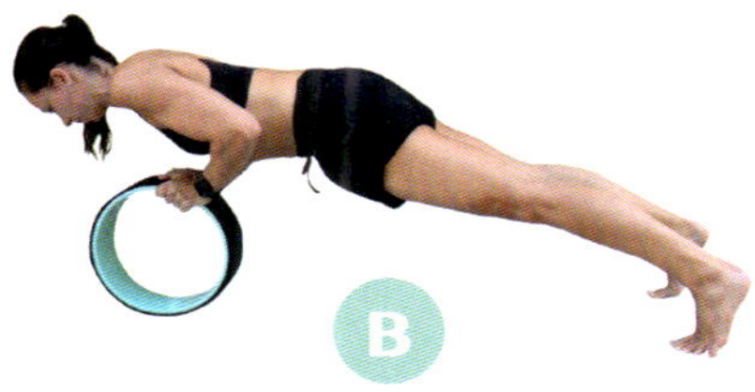

Kräftigung folgender Bereiche: Brustmuskulatur, hintere Oberarmmuskulatur, vordere Schultermuskulatur, Bauch- und Rückenmuskulatur

1. Starte im Kniestand und stelle das Rad vor den Knien ab. Laufe mithilfe der Hände mit dem Rad nach vorne, sodass der Körper in eine Diagonale kommt.
2. Die Hände greifen den Rand des Rads und drücken Richtung Boden.
3. Die Knie verweilen am Boden oder werden durchgestreckt, sodass das Gewicht nur noch auf den Händen und den Fußspitzen ist (Foto *a*).
4. Das Becken kippt nach vorne, um die Bauchmuskulatur zu aktivieren und den unteren Rücken zu fixieren. Diese Position bleibt während der gesamten Übungsausführung bestehen.
5. Starte in der gestreckten Arm-Position und beuge die Ellenbogen langsam und kontrolliert. Sie sollen dabei eng am Körper anliegen (Foto *b*).
6. Drücke aktiv in das Rad hinein, um die Arme wieder zu strecken.

ATMUNG
Einatmung: Die Arme beugen.
Ausatmung: Die Arme strecken.

VORBEREITUNG FÜR DIE FEUERFLIEGE AUF DEM LIEGENDEN RAD

Schwierigkeitsgrad: ● ● ●

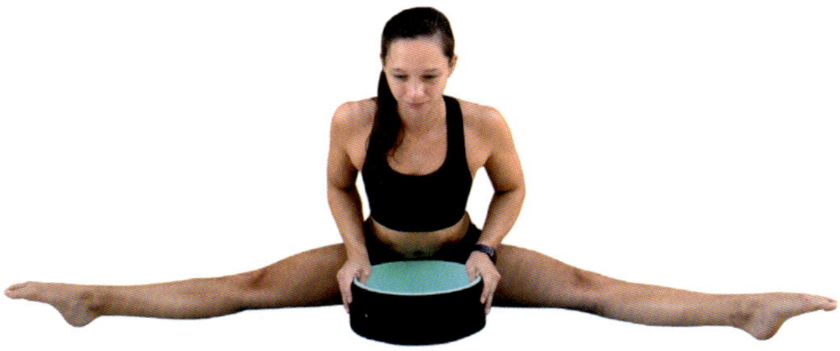

Kräftigung folgender Bereiche: Arm- und Schultermuskulatur, gesamte Rücken- sowie Bauchmuskulatur und gesamte Beinmuskulatur

1. Starte in einer Grätsche und lege das Rad vor dem Schritt auf die Seite.
2. Platziere die Hände seitlich am Rad. Die Daumen sind innen und die restlichen Finger außen.
3. Bringe den Oberkörper in einen 45°-Winkel über das Rad. Beuge gleichzeitig die Arme.
4. Spanne die gesamte Bauch- und Gesäßmuskulatur an.
5. Drücke aktiv in das Rad hinein und hebe das Gesäß vom Boden an. Strecke die Arme, um den restlichen Teil der Beine vom Boden anzuheben (Seite 53, Foto *a*).
6. Die Füße bleiben am Boden stehen und drücken in den Boden hinein.
7. Wiederhole diese Übung mehrfach, um die Brust- und Bauchmuskulatur für die „Feuerfliege auf dem Rad" vorzubereiten.

ATMUNG

Einatmung: Den Oberkörper im 45°-Winkel nach vorne lehnen und die Arme beugen.
Ausatmung: In das Rad drücken und die Arme strecken.

Hier geht es zum Video:

FEUERFLIEGE AUF DEM LIEGENDEN RAD

Schwierigkeitsgrad: ●●●

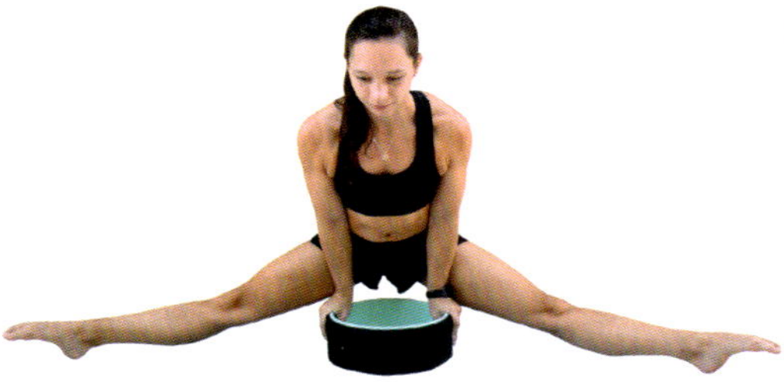

A

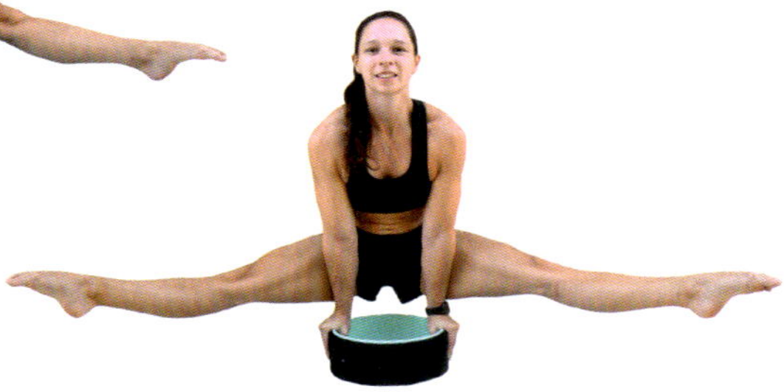

B

Kräftigung folgender Bereiche: Arm- und Schultermuskulatur, gesamte Rücken- sowie Bauchmuskulatur und gesamte Beinmuskulatur

1. Starte in einer Grätsche und lege das Rad vor dem Schritt auf die Seite.
2. Platziere die Hände seitlich am Rad. Die Daumen sind innen und die restlichen Finger außen (Foto *a*).
3. Drücke aktiv mit den Händen in das Rad hinein und aktiviere die untere Bauchmuskulatur sowie die Hüftbeuger und Oberschenkelmuskulatur, um die Beine vom Boden anzuheben (Foto *b*).
4. Lass zu Beginn die Beine etwas gebeugt, um Balance und Kraft aufzubauen. Ziel ist es, die Beine zu strecken und den Brustkorb zu öffnen.

ATMUNG

Einatmung: Die Hände auf dem Rad platzieren.
Ausatmung: Die Kraft aufbauen und in das Rad drücken.
Einatmung: Die Bauchmuskulatur aktivieren und die Beine anheben.
Ausatmung: Die Position halten und entspannen.

Hier geht es zum Video:

FEUERFLIEGE AUF DEM RAD

Schwierigkeitsgrad: ●●●

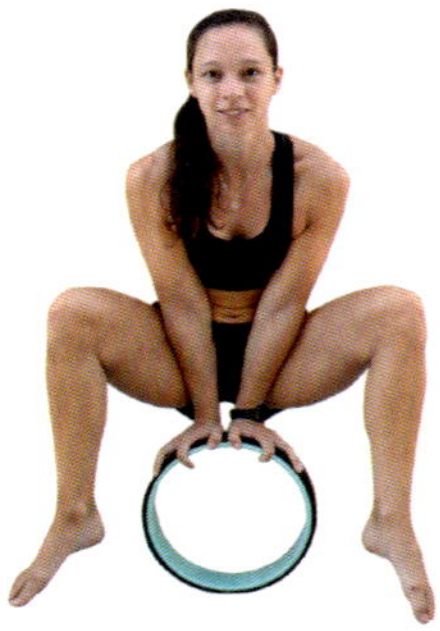

A

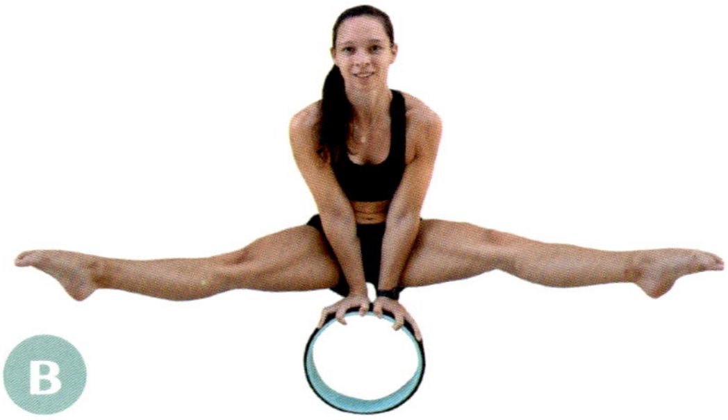

B

Kräftigung folgender Bereiche: Arm- und Schultermuskulatur, gesamte Rückenmuskulatur, Brustmuskulatur, Oberschenkelvorderseite und Bauchmuskulatur

1. Starte im Stehen. Lege das Rad vor die Füße, sodass die Öffnung zu den Füßen zeigt. Platziere die Hände in der Mitte auf dem Rad und lege Daumen und Zeigefinger auf dem Rand des Rads ab. Die anderen Finger liegen auf der Gummibeschichtung.
2. Laufe mit den Füßen nach vorne, bis die Knie seitlich gebeugt sind und die Fußspitzen neben dem Rad stehen.
3. Baue Kraft im Oberkörper und in den Armen auf und drücke aktiv mit den Händen in das Rad hinein. Der Brustkorb öffnet nach vorne. Hebe langsam die Füße vom Boden ab. Balanciere das Körpergewicht gleichzeitig mit den Händen aus (Foto *a*).
4. Wenn das Körpergewicht auf dem Rad ausbalanciert werden kann, besteht die Möglichkeit, die Beine zu strecken (Foto *b*). Hierbei sollte der Rücken gerade gehalten werden.

ATMUNG

Fließende Atmung während der gesamten Übungsausführung.

Hier geht es zum Video:

KRÄHE

Schwierigkeitsgrad: ●●

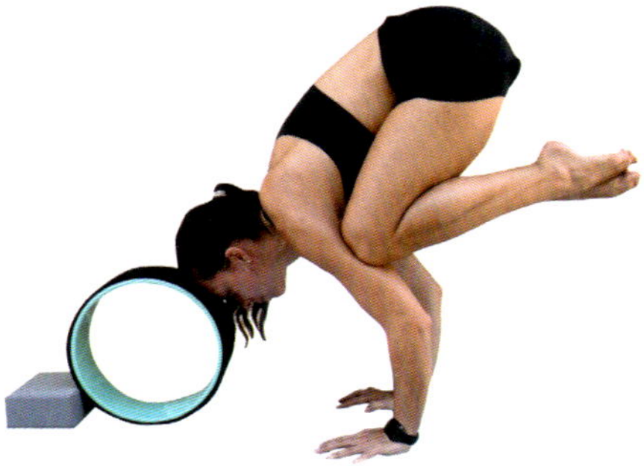

Kräftigung folgender Bereiche: Arm- und Schultermuskulatur sowie Bauch- und untere Rückenmuskulatur

1. Platziere das Rad einen halben Schritt entfernt vor einem Yogablock.
2. Starte in der Hocke und lege die Hände schulterbreit auf dem Boden ab.
3. Stelle die Knie seitlich neben der Schulter, beziehungsweise auf dem hinteren Oberarm, ab.
4. Lege den Kopf auf das Rad.
5. Drücke die Beine aktiv zusammen, um die Bauchmuskulatur zu aktivieren und schiebe das Gesäß nach oben. Versuche die Beine abwechselnd vom Boden zu lösen.
6. Löse bei ausreichender Balance beide Füße vom Boden.
7. Verlagere das Gewicht zunehmend auf die Hände.
8. Ziehe das Gesäß noch ein Stück weiter nach oben, indem die Füße hochgezogen werden.

ATMUNG
Einatmung: Die Füße vom Boden lösen.
Ausatmung: Das Gesäß nach oben schieben.

KRÄHE MIT FÜSSEN AUF DEM RAD

Schwierigkeitsgrad: ●●●

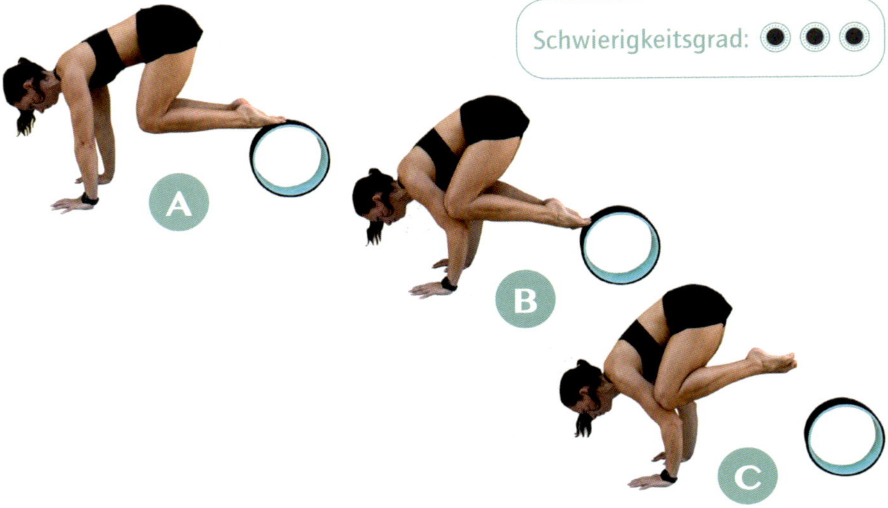

Kräftigung folgender Bereiche: Arm- und Schultermuskulatur sowie Bauch- und untere Rückenmuskulatur

1. Starte in der Ausgangsposition „Herabschauender Hund" und lege einen Fußspann nach dem anderen auf dem Rad ab. Gib punktuellen Druck auf das Rad.
2. Laufe mit den Händen ein Stück nach vorne, um den Körper in eine waagerechte Position zu bringen. Die Hände befinden sich nun unter der Schulter (Foto *a*).
3. Baue Bauchspannung auf und halte diese während der gesamten Übung.
4. Drücke aktiv mit den Händen in den Boden und gleichzeitig die Schulter heraus um sie zu aktivieren.
5. Ziehe die Knie an die Brust heran und beuge die Arme.
6. Öffne bei ausreichender Stabilität die Beine schulterbreit und lege die Knie auf Höhe der Schulter oder des hinteren Oberarms ab (Foto *b*).
7. Drücke die Beine zusammen, um die Bauchmuskulatur zu aktiveren und das Gesäß ein Stück anzuheben.
8. Versuche die Füße langsam vom Rad zu lösen und auf den Händen auszubalancieren (Foto *c*).

ATMUNG

Einatmung: Die Beine heranziehen und die Arme beugen.
Ausatmung: Die Knie auf dem hinteren Oberarm ablegen.
Einatmung: Die Beine zusammendrücken und die Füße vom Rad lösen.
Ausatmung: Die Position halten und ausbalancieren.

KRÄHE AUF DEM RAD

Schwierigkeitsgrad: ● ● ●

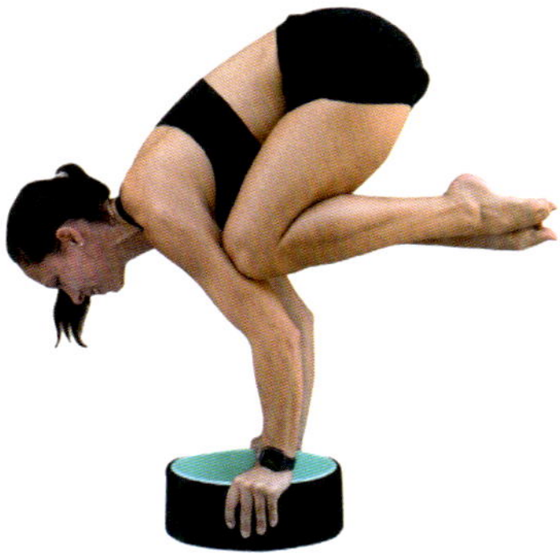

Kräftigung folgender Bereiche: Arm- und Schultermuskulatur, gesamte Rücken- sowie Bauchmuskulatur

1. Lege das Rad auf die Seite und platziere die Hände seitlich am Rad. Die Daumen zeigen nach innen. Die restlichen Finger sind außen am Rad und drücken nach innen.
2. Komme in eine leichte Hocke und beuge die Arme.
3. Verlagere das Gewicht nach vorne und platziere die Knie entweder:
    a. seitlich neben der Schulter (einfacher) oder
    b. direkt auf dem hinteren Teil des Oberarmes (schwieriger).
4. Drücke die Knie gegen die jeweils oben genannte Stelle und gleichzeitig auch nach innen, um die Bauchmuskulatur anzuspannen.
5. Verlagere das Gewicht nach vorne und löse erst einen, dann den anderen Fuß vom Boden. Halte die Spannung.
6. Bei Bedarf die Füße abwechselnd vom Boden lösen und langsam an das Gefühl der Körperbalance herantasten.

ATMUNG

Einatmung: Die Hände auf dem Rad platzieren und die Knie in Position bringen.
Ausatmung: Kraft aufbauen. Die Beine nach innen drücken und gleichzeitig in das Rad drücken.
Einatmung: Einen Fuß/beide Füße vom Boden lösen.
Ausatmung: Die Position halten und entspannen.

KRÄHE MIT EINER HAND AUF DEM RAD

Schwierigkeitsgrad: ●●●

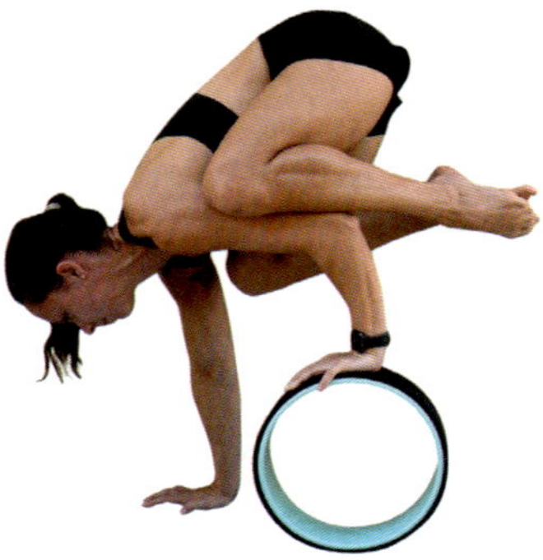

Aktivierung und Kräftigung folgender Bereiche: Arm- und Schultermuskulatur, gesamte Rücken- sowie Bauchmuskulatur

1. Fixiere das Rad zu Beginn mit einem Yogablock.
2. Lege eine Hand auf dem Rad und die andere auf der Höhe des Yogablocks auf dem Boden ab. Beuge den Arm, welcher auf dem Rad steht, der andere bleibt gestreckt.
3. Nimm das Knie der Körperseite, dessen Arm gebeugt ist, und lege es auf dem Oberarm ab.
4. Gib durch Aktivierung der Schulter- und Bauchmuskulatur Druck auf beide Hände.
5. Schiebe das Gesäß mehr zur Decke, löse langsam den Fuß vom Boden und ziehe ihn zum Gesäß heran.
6. Steigerung: Führe die Übung ohne Yogablock durch.

ATMUNG

Einatmung: Die Hände platzieren.
Ausatmung: Das Knie auf dem Arm ablegen, welches sich auf dem Rad befindet.
Einatmung: Das Gesäß zur Decke schieben und den Fuß vom Boden lösen.
Ausatmung: Die Position halten und entspannen.

HANDSTAND-GRÄTSCHE

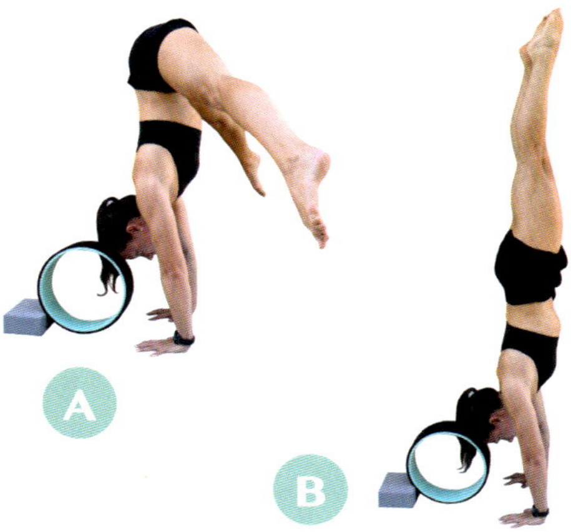

Schwierigkeitsgrad: ●●●

Kräftigung folgender Bereiche: Hand-, Arm- und Schultermuskulatur sowie Bauch- und untere Rückenmuskulatur

1. Fixiere das Rad mit einem Yogablock oder positioniere es vor einer Wand.
2. Starte einen halben Schritt vom Rad entfernt in einem hüftbreiten Stand und beuge den Oberkörper nach vorne. Lege die Hände schulterbreit auf dem Boden ab. Gleichzeitig wird der obere Teil des Kopfes (nicht die Stirn, sondern nur der Haaransatz) auf dem Rad abgelegt.
3. Bringe die Beine in eine weite Grätsche und schiebe das Gesäß aktiv nach oben, sodass es sich fast über dem Kopf befindet. Gib mit dem Kopf Gewicht auf das Rad.
4. Aktiviere die Bauch- und Rückenmuskulatur. Löse erst ein Bein vom Boden. Gleichzeitig wird mit den Händen aktiv in den Boden gedrückt und die Schultern werden aktiviert. Falls die Beweglichkeit in den Beinen fehlt, können die Füße auf zwei zusätzliche Yogablöcke gestellt werden, damit das Gesäß über den Kopf kommt.
5. Wenn Kraft und Balance es zulassen, löse das andere Bein und komme in eine Grätsche (Foto *a*). Schiebe das Gesäß mehr zur Decke und bringe den Rücken in eine gerade Position (kein Hohlkreuz!).
6. Bei ausreichender Stabilität auf den Händen und Kraft in der Körpermitte, können die Beine aus der Grätsche über die Seiten nach oben zusammengeführt werden (Foto *b*).

ATMUNG

Einatmung: Die Beine langsam vom Boden lösen.
Ausatmung: Aus den Schultern rausdrücken.

Hier geht es zum Video:

BRUSTSTAND AUF DEM RAD

Schwierigkeitsgrad: ●●●

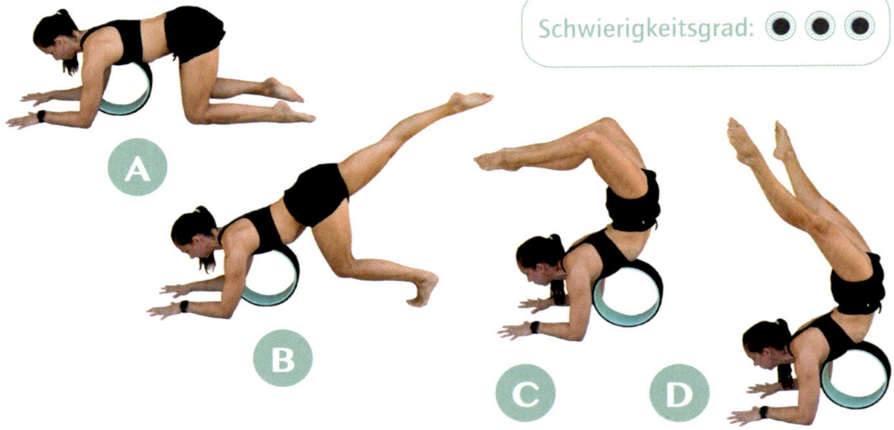

Kräftigung folgender Bereiche: gesamte Rückenmuskulatur, Schultermuskulatur, Unterarm- und Gesäßmuskulatur

1. Starte in einem Vierfüßlerstand mit Unterarmen am Boden und platziere das Rad auf dem Brustbein und auf dem Oberbauch (Foto *a*).
2. Halte die Schulter stabil, indem die Unterarme aktiv in den Boden hineindrücken.
3. Komme auf die Fußspitzen und kicke zunächst mehrmals kontrolliert ein Bein nach oben (Foto *b*).
4. Um den Bruststand zu halten, spanne aktiv die Gesäßmuskulatur an und ziehe die Beine über den Kopf (Foto *c*). Der Blick geht nach vorne.
5. Falls sich das Brustbein oder der Oberbauch vom Rad lösen, versuche, das Gewicht wieder zu verlagern.
6. Bei ausreichend Kraft im unteren Rücken und der Gesäßmuskulatur können auch die Beine gestreckt werden (Foto d).
7. Drücke die Unterarme während der gesamten Übung aktiv in den Boden hinein. Halte auch die Spannung im Gesäß.

ATMUNG

Einatmung: Kicke ein Bein nach oben.
Ausatmung: Balanciere aus und versuche, das zweite Bein mit nach oben zu ziehen.
Einatmung: Die Beine über den Kopf ziehen.
Ausatmung: Die Beine balancieren oder strecken.

Hier geht es zum Video:

KROKODIL (ELBOW LEVER) AUF DEM RAD

Schwierigkeitsgrad: ● ● ●

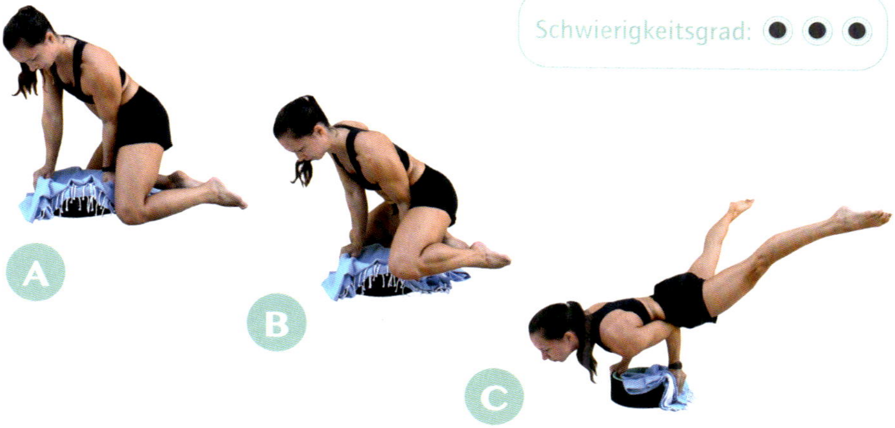

Kräftigung folgender Bereiche: Schultergürtel, Armmuskulatur, Brustmuskulatur, Bauchmuskulatur, Gesäß- und Beinmuskulatur

1. Lege das Rad auf den Rand und starte im Kniestand.
2. Nutze ein Handtuch oder eine Decke, um die harte Kante des Rads zu polstern und platziere die Hände wie folgt (als Orientierung hilft eine Uhr): rechte Hand auf 13 Uhr, linke Hand auf 19 Uhr (Foto *a*). Oder andersherum: linke Hand auf 11 Uhr, rechte Hand auf 17 Uhr.
3. Hebe das Gesäß aus dem Kniestand an, runde den unteren Rücken und bringe die Bauchmuskulatur unter Spannung (Foto *b*).
4. Beuge den unteren Ellenbogen und platziere ihn neben dem Beckenknochen auf dem umliegenden Bauchmuskelgewebe. Gib etwas Gewicht auf den Ellenbogen.
5. Halte den vorderen Arm zunächst gestreckt und drücke nun in das Rad hinein. Versuche die Knie zunächst gebeugt vom Boden zu lösen (Foto *b*).
6. Wenn die Beine in der Luft gehalten werden können, kann der vordere Arm langsam nach außen gebeugt und der Oberkörper nach vorne gelehnt werden. Die Brust bleibt weiterhin geöffnet.
7. Spanne die Gesäßmuskulatur an und versuche, die Beine nach hinten oben zu strecken (Foto *c*).

ATMUNG

Einatmung: Die Knie vom Boden anheben.

Ausatmung: Den Oberkörper langsam nach vorne lehnen.

Hier geht es zum Video:

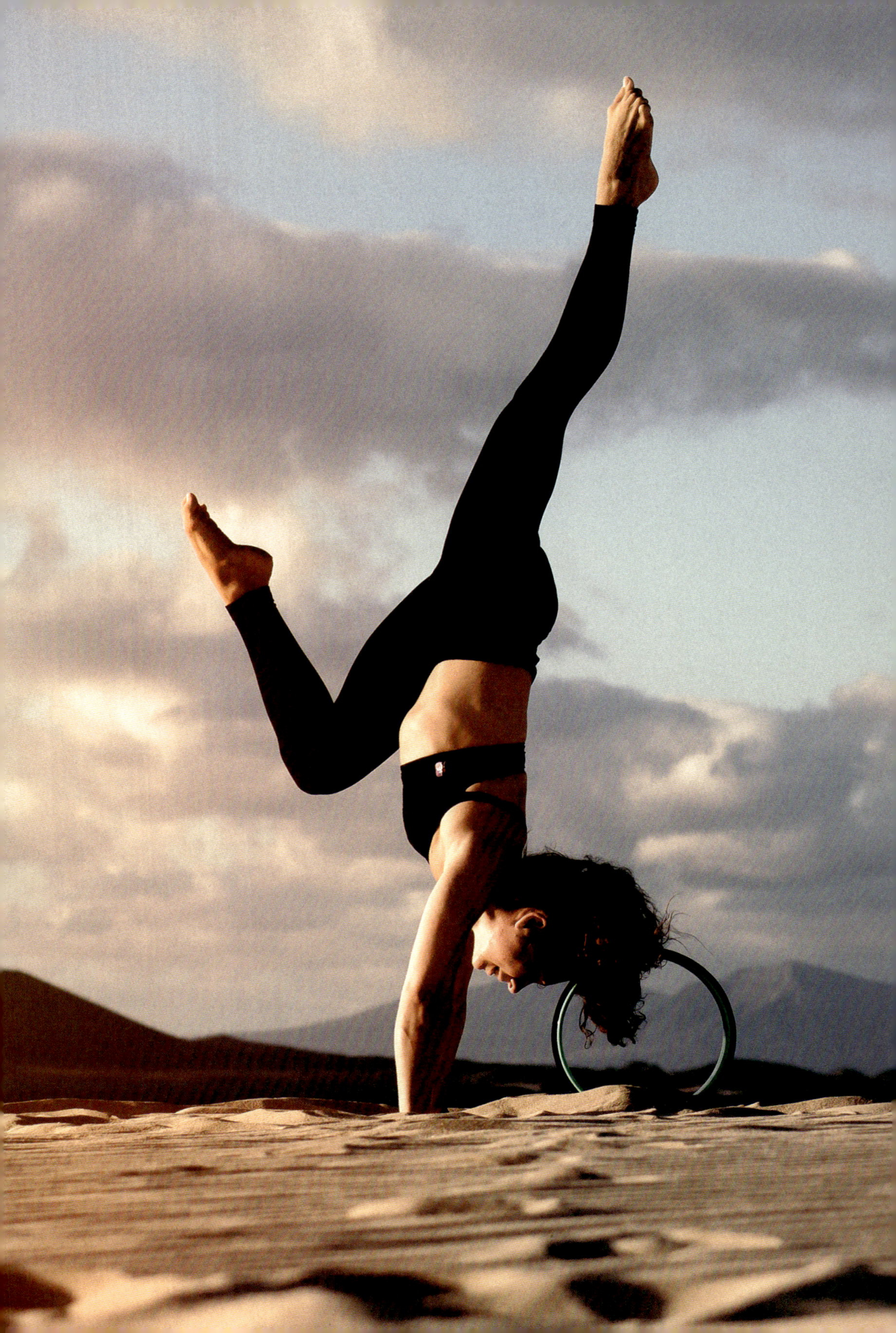

4

AKTIVIERUNG DER KÖRPERMITTE

BRETT AUF DEM RAD

Schwierigkeitsgrad: ●

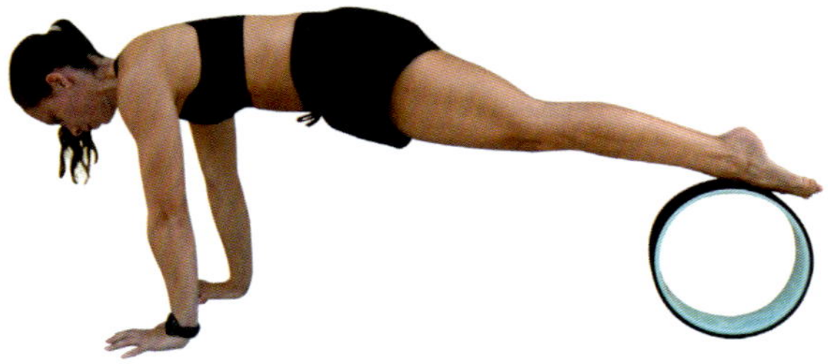

Kräftigung folgender Bereiche: gesamte Bauchmuskulatur, untere Rückenmuskulatur, obere Rückenmuskulatur, Brust- und Armmuskulatur

1. Starte in der Ausgangsposition „Herabschauender Hund" und lege einen Fußspann nach dem anderen auf dem Rad ab. Gib punktuellen Druck auf das Rad.
2. Laufe mit den Händen ein Stück nach vorne, um sie unter den Schultern zu platzieren und den Körper in eine waagerechte Position zu bringen.
3. Kippe das Becken nach vorne, damit der untere Rücken sich leicht rundet und die Bauchmuskulatur angespannt ist (kein Hohlkreuz!).
4. Verschließe den Rippenbogen nach innen und halte die Spannung.
5. Drücke aktiv mit den Händen in den Boden, und gleichzeitig die Schulter heraus, um sie zu aktivieren.
6. Halte die Übung für 30 Sekunden, pausiere und halte sie danach erneut.

ATMUNG

Fließende Atmung während der gesamten Übungsausführung.

EINBEINIGES BRETT AUF DEM RAD

Schwierigkeitsgrad: ●

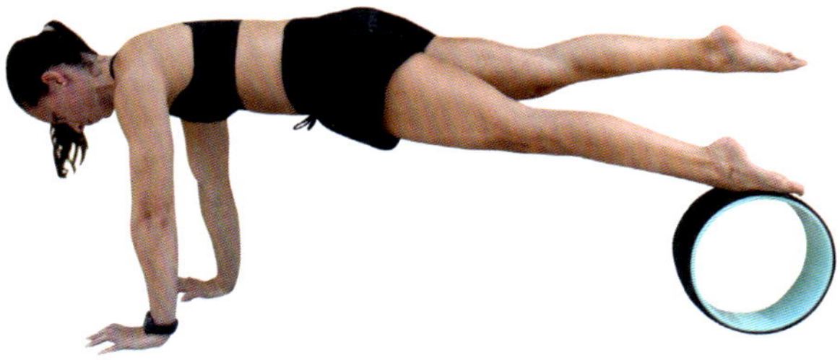

Kräftigung folgender Bereiche: gerade und schräge Bauchmuskulatur, untere Rückenmuskulatur, obere Rückenmuskulatur, Brust- und Armmuskulatur

1. Starte in der Ausgangsposition „Das Brett auf dem Rad".
2. Kippe das Becken nach vorne, damit der untere Rücken sich leicht rundet und die Bauchmuskulatur angespannt ist (kein Hohlkreuz!).
3. Verschließe den Rippenbogen nach innen und halte die Spannung.
4. Drücke aktiv mit den gespreizten Händen in den Boden und gleichzeitig die Schulter heraus, um sie zu aktivieren.
5. Hebe abwechselnd ein Bein an und lege es wieder auf dem Rad ab. Der Druck auf dem Rad bleibt bestehen.

ATMUNG

Einatmung: Ein Bein anheben.
Ausatmung: Das Bein wieder ablegen.

DYNAMISCHES BRETT AUF DEM RAD

Schwierigkeitsgrad: ●●

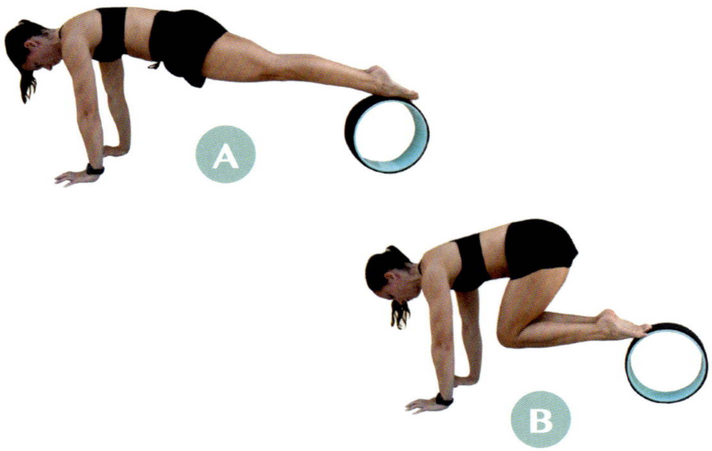

Kräftigung folgender Bereiche: gerade Bauchmuskulatur, untere Rückenmuskulatur, obere Rückenmuskulatur, Brust- und Armmuskulatur

1. Starte in der Ausgangsposition „Das Brett auf dem Rad".
2. Kippe das Becken nach vorne, damit der untere Rücken sich leicht rundet und die Bauchmuskulatur angespannt ist (Foto *a*; kein Hohlkreuz!).
3. Verschließe den Rippenbogen nach innen und halte die Spannung.
4. Drücke aktiv mit den gespreizten Händen in den Boden und gleichzeitig die Schulter heraus, um sie zu aktivieren.
5. Ziehe die Knie zur Brust heran und strecke die Beine wieder, sodass das Rad vor- und zurückrollt (Foto *b*). Dabei sollte die Rollrichtung stets gerade sein.
6. Die Bewegungen finden ausschließlich in den Beinen statt. Der Oberkörper hält die Spannung. Bewahre den gesamten Rücken in einer geraden Position.

ATMUNG

Einatmung: Die Knie zur Brust heranziehen.

Ausatmung: Die Knie wieder strecken und lang werden.

RECHTER WINKEL

Schwierigkeitsgrad: ●●●

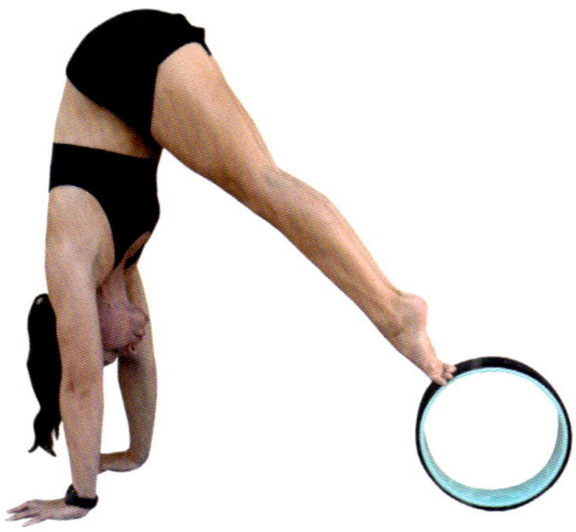

Kräftigung folgender Bereiche: gerade Bauchmuskulatur, untere Rückenmuskulatur, obere Rückenmuskulatur, Brust- und Armmuskulatur

1. Starte in der Ausgangsposition „Das Brett auf dem Rad“.
2. Kippe das Becken nach vorne, damit der untere Rücken sich leicht rundet und die Bauchmuskulatur angespannt ist (kein Hohlkreuz!).
3. Verschließe den Rippenbogen nach innen und halte die Spannung.
4. Drücke aktiv mit den gespreizten Händen in den Boden und gleichzeitig die Schulter heraus, um sie zu aktivieren.
5. Hebe das Gesäß langsam zur Decke an. Ziehe das Rad währenddessen minimal zur Körpermitte.
6. Endposition und somit auch die volle Bewegungsamplitude ist erreicht, wenn das Gesäß über dem Kopf steht. Der Körper bildet einen „rechten Winkel“ in der Hüfte.
7. Halte die Spannung und führe das Gesäß mit gleicher Spannung wieder nach unten in die Waagerechte.

ATMUNG

Einatmung: Das Gesäß zur Decke anheben.

Ausatmung: Das Gesäß zurück in die Waagerechte führen.

EINBEINIGER RECHTER WINKEL

Schwierigkeitsgrad: ●●●

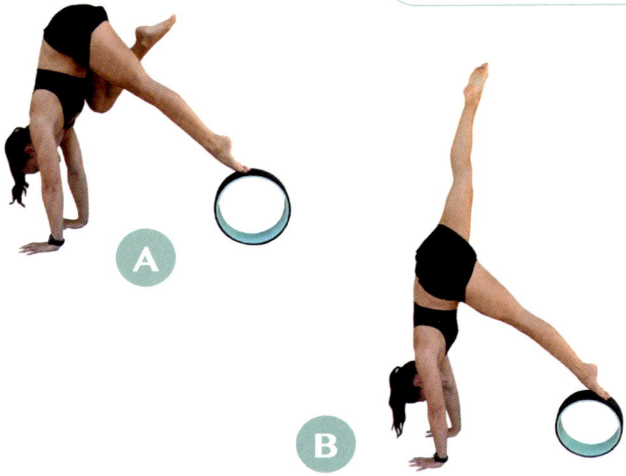

Kräftigung folgender Bereiche: gerade und schräge Bauchmuskulatur, untere Rückenmuskulatur, obere Rückenmuskulatur, Brust- und Armmuskulatur

1. Starte in der Ausgangsposition „Das Brett auf dem Rad".
2. Kippe das Becken nach vorne, damit der untere Rücken sich leicht rundet und die Bauchmuskulatur angespannt ist (kein Hohlkreuz!).
3. Verschließe den Rippenbogen nach innen und halte die Spannung.
4. Drücke aktiv mit den gespreizten Händen in den Boden und gleichzeitig die Schulter heraus, um sie zu aktivieren.
5. Löse einen Fußspann vom Rad und schiebe das Gesäß langsam zur Decke. Das freie Bein kann gebeugt (leichtere Variante; Foto *a*) bleiben oder gestreckt (schwierigere Variante; Foto *b*) werden.
6. Endposition und somit auch die volle Bewegungsamplitude ist erreicht, wenn das Gesäß über dem Kopf steht.
7. Halte die Spannung und führe das Gesäß mit gleicher Spannung wieder nach unten in die Waagerechte.
8. Wechsel den Fußspann.

ATMUNG

Einatmung: Das Gesäß zieht zur Decke.

Ausatmung: Das Gesäß zurück in die Waagerechte führen.

HANDSTAND-PÄCKCHEN

Schwierigkeitsgrad: ●●●

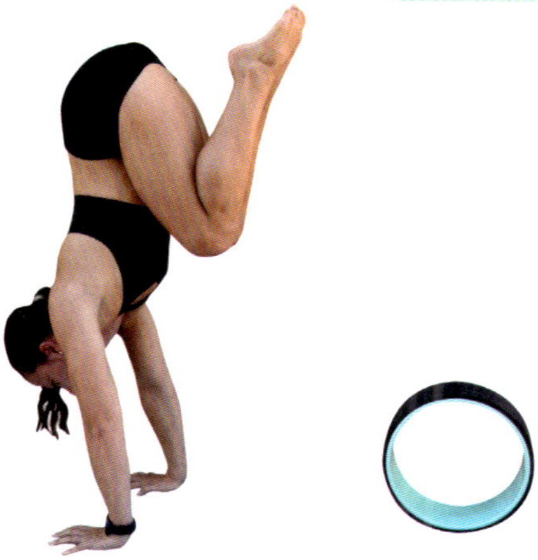

Kräftigung folgender Bereiche: gesamte Bauchmuskulatur, untere Rückenmuskulatur, obere Rückenmuskulatur, Brust- und Armmuskulatur

1. Starte in der Ausgangsposition „Das Brett auf dem Rad".
2. Kippe das Becken nach vorne, damit der untere Rücken sich leicht rundet und die Bauchmuskulatur angespannt ist (kein Hohlkreuz!).
3. Ziehe die Rippen nach innen und halte die Spannung.
4. Drücke aktiv mit den gespreizten Händen in den Boden und gleichzeitig die Schulter heraus, um sie zu aktivieren.
5. Hebe das Gesäß langsam an und führe es über den Kopf. Balanciere es im „rechten Winkel" aus.
6. Beuge ein Bein und ziehe es zur Brust heran.
7. Mithilfe der Hände ausbalancieren und den anderen Fuß vom Rad lösen, das Bein anwinkeln und ebenfalls zur Brust ziehen.
8. Die Position im Päckchen halten.
9. Steigerung: Die Beine aus dem Päckchen in eine Grätsche bringen.

ATMUNG

Einatmung: Das Gesäß zieht zur Decke.
Ausatmung: Die Balance finden und halten.
Einatmung: Die Füße einen nach dem anderen vom Rad lösen.
Ausatmung: Balancieren.

HALBER KOPFSTAND

Schwierigkeitsgrad: ●●

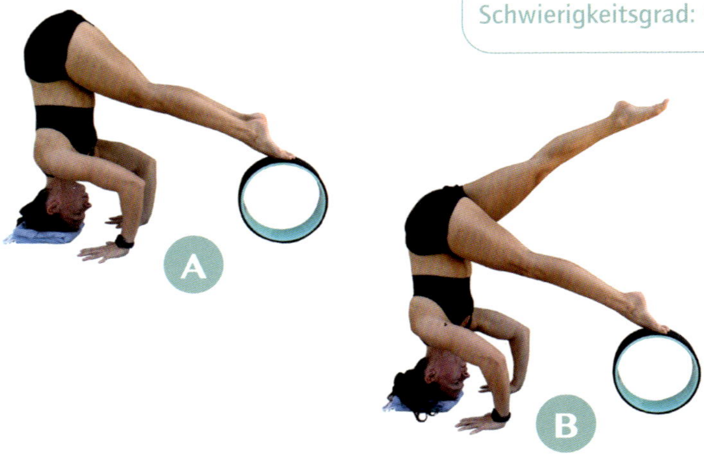

Kräftigung folgender Bereiche: gerade Bauchmuskulatur, untere Rückenmuskulatur, obere Rückenmuskulatur und Armmuskulatur

1. Starte in einem Vierfüßlerstand und platziere die Kopfkrone auf dem Boden. Das Rad befindet sich zwischen den Beinen.
2. Setze die Hände um, sodass sie schulterbreit stehen und die Ellenbogen eine Linie mit den Handgelenken bilden.
3. Lege die Fußspanne auf dem Rad ab und schiebe das Gesäß über den Kopf. (Foto *a*).
4. Drücke gleichzeitig die Hände in den Boden und ziehe die Schultern zum Gesäß.
5. Rolle mit dem Rad vor und zurück.
6. Variante: Halte die Kopfstandposition und hebe abwechselnd ein Bein an. (Foto *b*).

ATMUNG
Einatmung: Die Kopfkrone zum Boden bringen.
Ausatmung: Die Füße auf dem Rad abstellen.
Einatmung: Das Gesäß über den Kopf schieben.
Ausatmung: Das Gesäß zurückschieben.

VARIANTE:
Einatmung: Das Bein hebt an.
Ausatmung: Das Bein wird gewechselt.

SEITLICHE BEUGE AUF DEM RAD

Schwierigkeitsgrad: ●

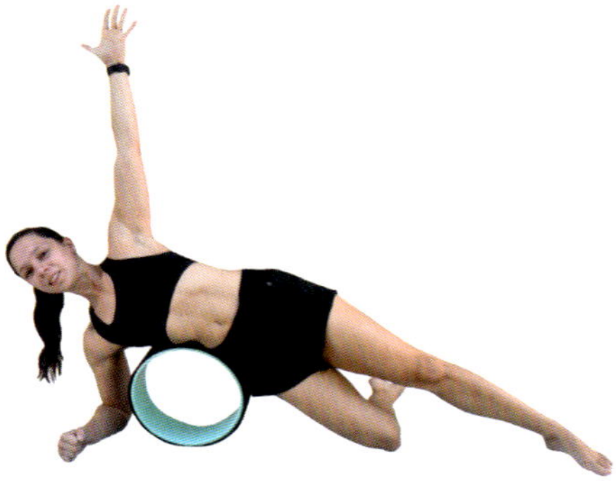

A

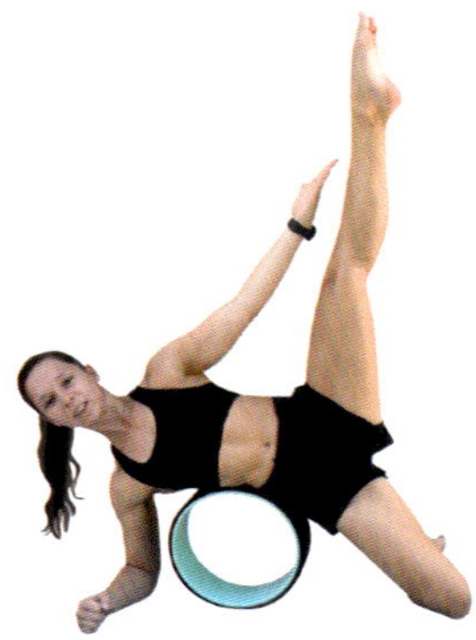

B

Kräftigung folgender Bereiche: seitliche Bauchmuskulatur, Schultermuskulatur und gesamte Rückenmuskulatur

1. Starte im Kniesitz. Das Rad steht seitlich neben dem Gesäß.
2. Lege die Flanke auf dem Rad ab. Der untere Arm wird in einer Linie mit der Schulter auf dem Boden abgelegt.
3. Rolle ein Stück höher, bis das Gesäß keinen Kontakt mehr zu den Fersen hat.
4. Das innere Bein bleibt angewinkelt, das äußere wird gestreckt und mithilfe des Fußes stabilisiert (Foto *a*).
5. Hebe das obere Bein vom Boden ab und strecke es nach oben (Foto *b*). Dabei verlagert sich das Gewicht auf den Arm, welcher auf dem Boden liegt.

ATMUNG

Einatmung: Seitlich auf das Rad legen.
Ausatmung: Ausbalancieren.
Einatmung: Das Bein vom Boden anheben.
Ausatmung: Die Position halten und ausbalancieren.

SEITLICHE BEUGE AUF DEM RAD - VARIANTEN

Schwierigkeitsgrad: ●●

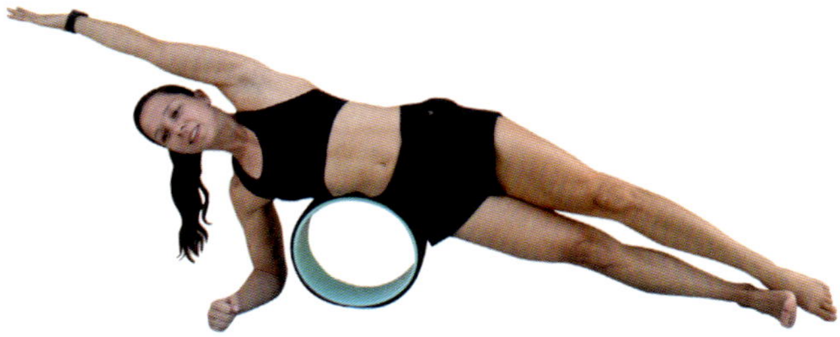

Kräftigung folgender Bereiche: seitliche Bauchmuskulatur, Schultermuskulatur und gesamte Rückenmuskulatur

VARIANTE 1

Kräftigung folgender Bereiche: seitliche Bauchmuskulatur, Schultermuskulatur und gesamte Rückenmuskulatur

1. Strecke das innere abgewinkelte Bein.

ATMUNG

Fließende Atmung während der gesamten Übungsausführung.

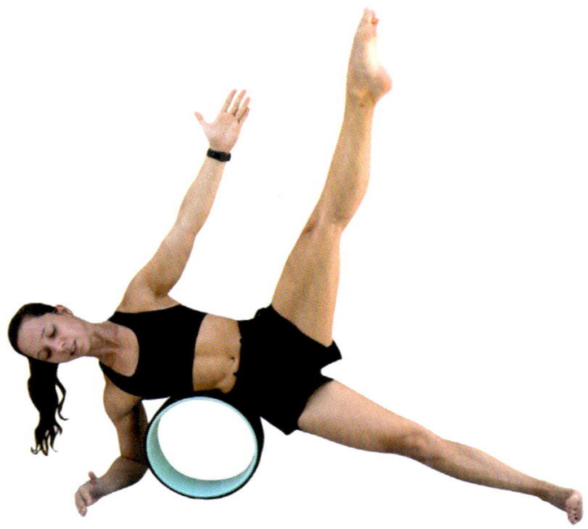

Kräftigung folgender Bereiche: seitliche Bauchmuskulatur, Schultermuskulatur und gesamte Rückenmuskulatur

VARIANTE 2

1. Starte entweder mit innerem angewinkelten oder gestrecktem Bein am Boden.
2. Führe das äußere Bein und den äußeren Arm im Wechsel zur Decke und wieder zum Boden.

ATMUNG

Einatmung: Die Position einnehmen.
Ausatmung: Ausbalancieren.
Einatmung: Das Bein und den Arm zur Decke führen.
Ausatmung: Das Bein und den Arm wieder zum Boden führen.

BAUCHÜBUNG SITZEND AUF DEM RAD I

Schwierigkeitsgrad: ●●

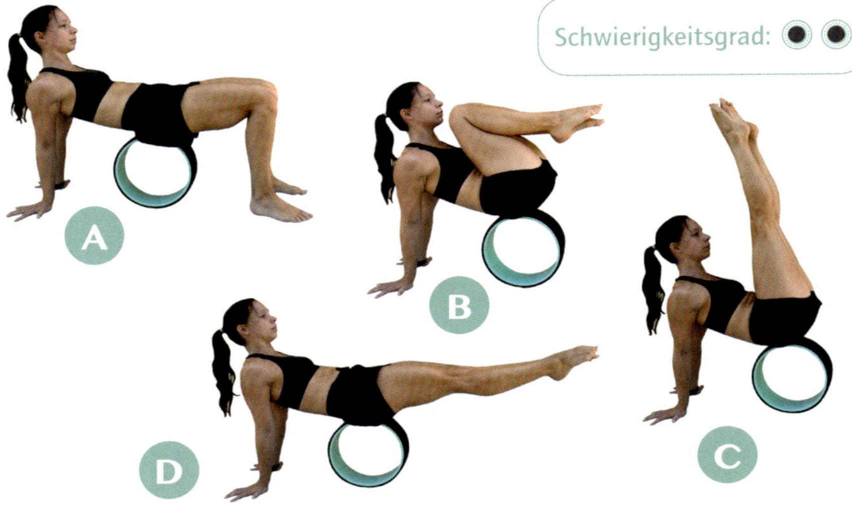

Kräftigung folgender Bereiche: gesamte Bauchmuskulatur, untere Rückenmuskulatur, Schulter- und Armmuskulatur

1. Platziere das Gesäß auf der Radmitte.
2. Stelle die Arme seitlich am Rad ab und laufe mit den Händen nach hinten, damit diese in Schulterverlängerung stehen (Foto *a*).
3. Die Hände sind breit gefächert und zeigen nach außen. Während der Übungsausführung bleiben sie unter der Schulter.
4. Löse die Beine langsam vom Boden und ziehe sie zur Brust heran (Foto *b*).
5. Diese Position ausbalancieren. Halte den Kopf in Verlängerung des Rückens. Ziehe die Rippen nach innen und kippe das Becken minimal nach vorne, um die Bauchmuskulatur anzuspannen.
6. Strecke die Beine (Foto *c*) und führe sie langsam zum Boden. Vermeide dabei ins Hohlkreuz zu fallen. Gehe nur so tief mit den Beinen, wie es der Rücken und die Balance zulassen (Foto *d*).
7. Drücke gleichzeitig mit den Händen in den Boden, um die Rückenposition aufrechtzuerhalten.
8. Hebe die Beine wieder gestreckt zur Decke.

ATMUNG

Einatmung: Auf dem Rad platzieren.
Ausatmung: Ausbalancieren.
Einatmung: Die Beine strecken und zum Boden führen.
Ausatmung: Die Beine wieder anheben.

BAUCHÜBUNG SITZEND AUF DEM RAD II

Schwierigkeitsgrad: ● ●

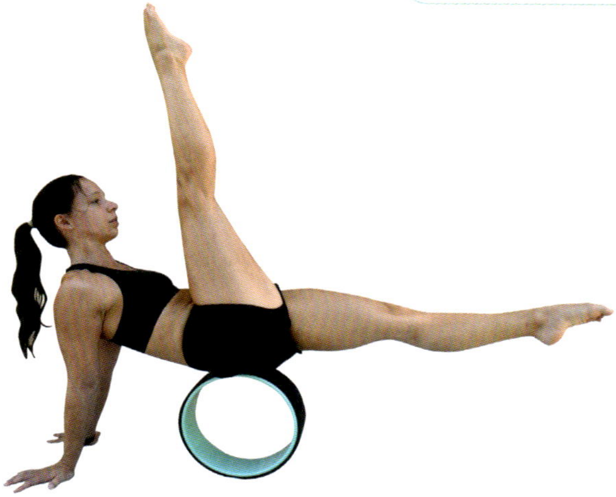

Kräftigung folgender Bereiche: gesamte Bauchmuskulatur, untere Rückenmuskulatur, Schulter- und Armmuskulatur
Aktivierung folgender Bereiche: Gleichgewichtssinn

1. Nimm die Ausgangsposition der „Bauchübung sitzend auf dem Rad I" ein.
2. Führe die Beine abwechselnd gestreckt zum Boden und zur Decke.

ATMUNG

Fließende Atmung während der gesamten Übungsausführung.

BAUCHÜBUNG SITZEND AUF DEM RAD III

Schwierigkeitsgrad: ●●

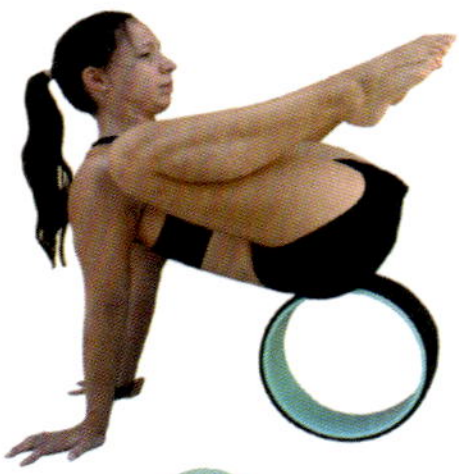

A

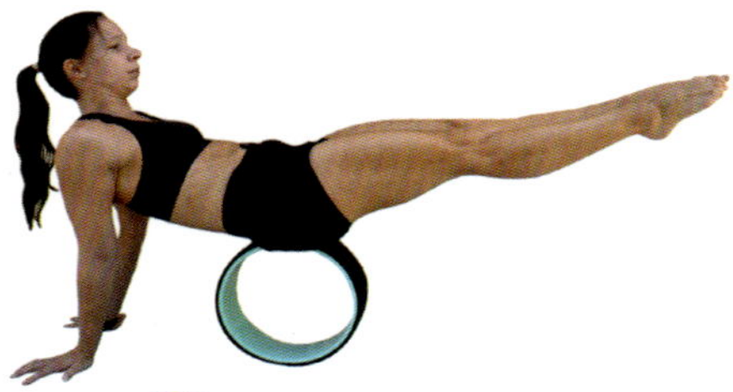

B

Kräftigung folgender Bereiche: gesamte Bauchmuskulatur, untere Rückenmuskulatur, Schulter- und Armmuskulatur

1. Nimm die Ausgangsposition der „Bauchübung sitzend auf dem Rad I" ein.
2. Winkele beide Beine an und bringe die Fußspitzen zusammen. Öffne die Knie zur Seite und ziehe sie zu den Schultern (Foto *a*).
3. Strecke die Knie wieder und führe die Beine nach vorne. (Foto *b*).
4. Beuge und strecke die Knie im Wechsel. Die Fußspitzen bleiben während der gesamten Übungsausführung zusammen.

ATMUNG

Fließende Atmung währen der Übungsausführung.

BAUCHÜBUNG SITZEND AUF DEM RAD IV

Schwierigkeitsgrad: ●●

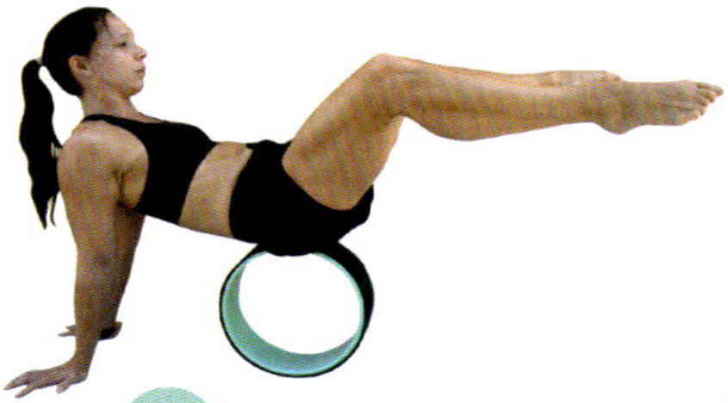

A

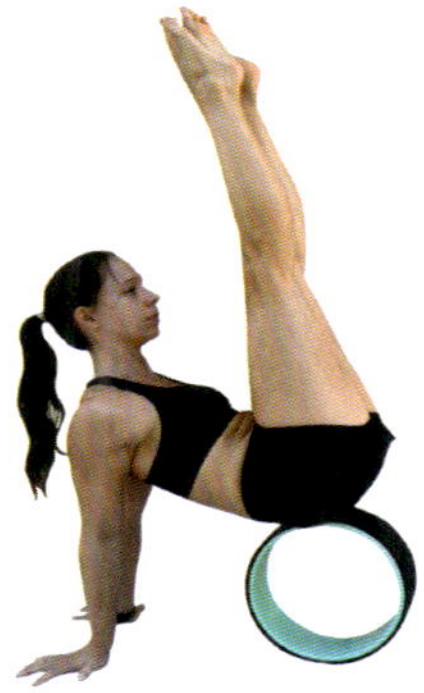

B

Kräftigung folgender Bereiche: gesamte Bauchmuskulatur, untere Rückenmuskulatur, Schulter- und Armmuskulatur

1. Nimm die Ausgangsposition der „Bauchübung sitzend auf dem Rad I" ein.
2. Strecke die Beine durch und führe sie nah zum Körper heran.
3. Öffne die gestreckten Beine aus der senkrechten Position und führe sie in eine Grätsche (Foto *a*). Anschließend werden sie in einem Halbkreis wieder in einer Waagerechten zusammengeführt.
4. Ziehe danach die gestreckten Beine wieder zum Körper in eine senkrechte Position (Foto *b*).

ATMUNG

Fließende Atmung während der gesamten Übungsausführung.

SEITSTÜTZ AUF DEM RAD I

Schwierigkeitsgrad: ● ● ●

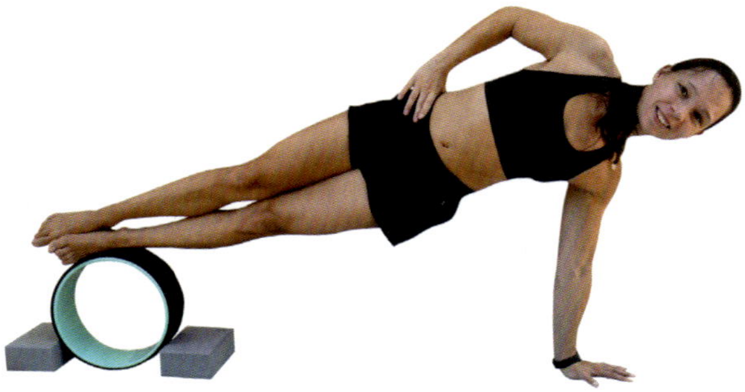

Kräftigung folgender Bereiche: gesamte Bauchmuskulatur, untere Rückenmuskulatur, Schulter- und Armmuskulatur

1. Starte im Kniestand. Platziere das Rad seitlich auf Hüfthöhe und fixiere es mit den Yogablöcken.
2. Nimm die Hand, welche nicht auf der Seite des Rads ist, und stelle sie seitlich unterhalb der Schulter ab.
3. Lege den inneren Fuß mit der Außenkante auf dem Rad ab, verlagere das Gewicht darauf und strecke langsam das Bein. Rolle das Rad eventuell noch ein Stück nach hinten, um das Bein besser strecken zu können.
4. Das obere Bein kann wie folgt platziert werden:
   - **a.** Vor dem Körper auf dem Boden/einem weiteren Yogablock.
   - **b.** Auf der Oberschenkelinnenseite des gestreckten Beins.
   - **c.** Auf dem Rad.
5. Bei allen Optionen ist die Hüfte nach vorne geöffnet und der Körper befindet sich in einer Linie.
6. Die Übung kann sowohl statisch, als auch dynamisch ausgeführt werden. Das Becken wird seitlich zur Decke hochgehoben und anschließend gesenkt.
7. Wechsel die Seiten.

ATMUNG

Fließende Atmung während der gesamten Übungsausführung.

SEITSTÜTZ AUF DEM RAD II

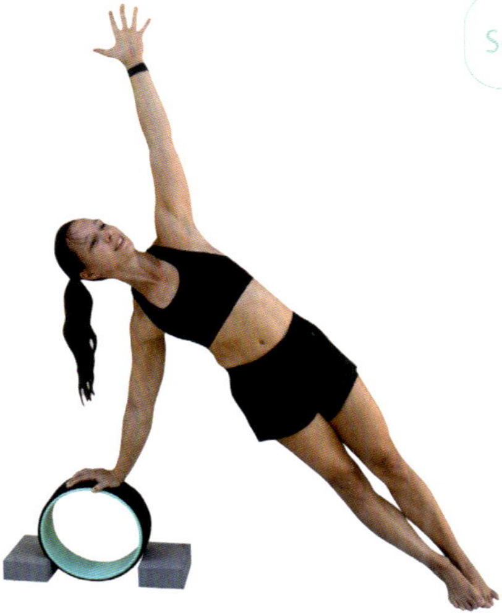

Schwierigkeitsgrad: ●

Kräftigung folgender Bereiche: gesamte Bauchmuskulatur, untere Rückenmuskulatur, Schulter- und Armmuskulatur

1. Platziere das Rad zwischen zwei Yogablöcken, um es zu fixieren.
2. Starte im Kniestand und lege die innere Hand auf dem Rad ab.
3. Strecke beide Beine und stelle den inneren Fuß mit der Außenkante auf den Boden. Setze den äußeren Fuß hinter den inneren. Hebe gleichzeitig das Gesäß an.
4. Spanne die gesamte Rumpfmuskulatur an und drücke die Hand auf dem Rad aktiv Richtung Boden.
5. Ziehe den äußeren Arm nach oben.
6. Die Übung kann sowohl statisch, als auch dynamisch ausgeführt werden. Der obere Arm wird – eng an der Brust vorbei – abwechselnd zum Boden und zur Decke geführt.
7. Wechsel die Seiten.

ATMUNG

Fließende Atmung während der gesamten Übungsausführung.

SEITSTÜTZ AUF DEM RAD II - VARIANTEN

Schwierigkeitsgrad: ●●

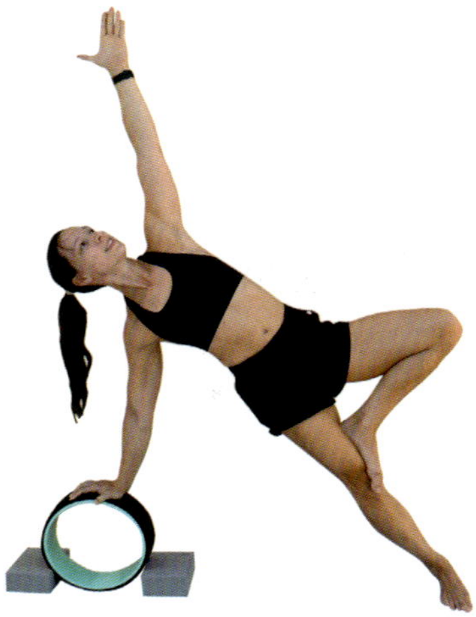

VARIANTE 1

Kräftigung folgender Bereiche: gesamte Bauchmuskulatur, untere Rückenmuskulatur, Schulter- und Armmuskulatur

1. Nimm die Ausgangsposition der Übung „Seitstütz auf dem Rad II" ein.
2. Winkel das äußere Bein an und lege den Fuß auf die Wade oder den Oberschenkel.
3. Diese Übung kann sowohl statisch als auch dynamisch ausgeführt werden. Bewege das Becken auf und ab.

ATMUNG

Fließende Atmung während der gesamten Übungsausführung.

Schwierigkeitsgrad: ● ● ●

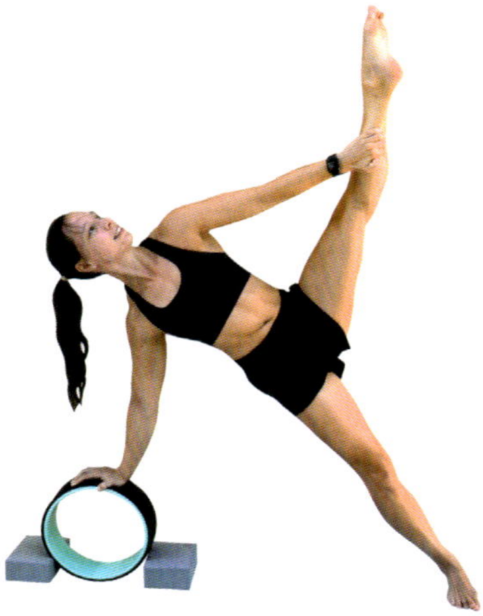

VARIANTE 2

Kräftigung folgender Bereiche: gesamte Bauchmuskulatur, untere Rückenmuskulatur, Schulter- und Armmuskulatur

1. Nimm die Ausgangsposition der Übung „Seitstütz auf dem Rad II" ein.
2. Winkel das äußere Bein an und bringe die äußere Hand entweder zu der Wade oder zur Ferse. Versuche das Bein zu strecken.
3. Balanciere aus und ziehe das gestreckte Bein mithilfe der Hand zur Schulter.

ATMUNG

Fließende Atmung während der gesamten Übungsausführung.

UMGEDREHTES BRETT

Schwierigkeitsgrad: ●●

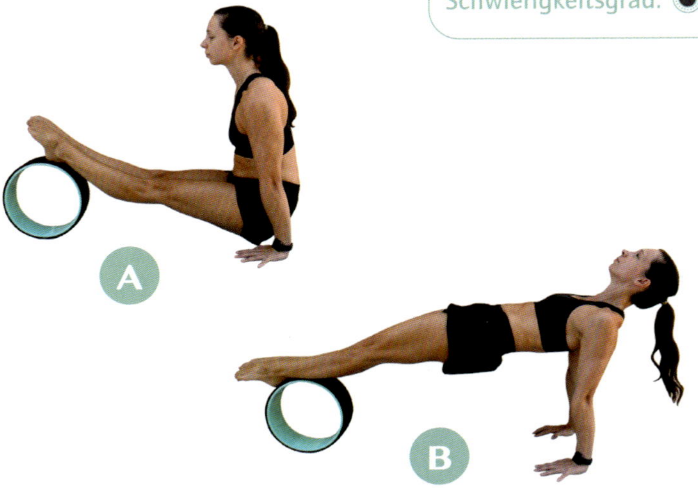

Kräftigung folgender Bereiche: gesamte Bauchmuskulatur, untere Rückenmuskulatur, Schulter- und Armmuskulatur
Dehnung folgender Bereiche: vordere Schulter, Brust- und Oberarmmuskulatur

1. Starte in einer Sitzposition und stelle die Fersen auf dem Rad ab.
2. Platziere die Hände mit den Fingerspitzen nach vorne zeigend neben dem Gesäß und strecke die Beine (Foto *a*).
3. Drücke aktiv in den Boden hinein und hebe das Gesäß vom Boden an. Die Brust wird angehoben, damit der Oberkörper aufgerichtet bleibt.
4. Drücke die Fersen in das Rad.
5. Schiebe die Hüfte mithilfe des Rads nach oben. Während das Rad nach vorne rollt, bleibt die Bauch-, Rücken- und Gesäßmuskulatur angespannt. Das Rad befindet sich nun unter der Wade (Foto *b*).
6. Halte die Spannung und rolle langsam wieder zurück.
7. Die Übung wird dynamisch ausgeführt.

ATMUNG

Einatmung: Die Hände in den Boden drücken und das Gesäß anheben.
Ausatmung: Die Hüfte nach oben schieben und den Körper in eine Linie bringen.

SUMO SQUAT AUF DEM RAD

Schwierigkeitsgrad: ●●

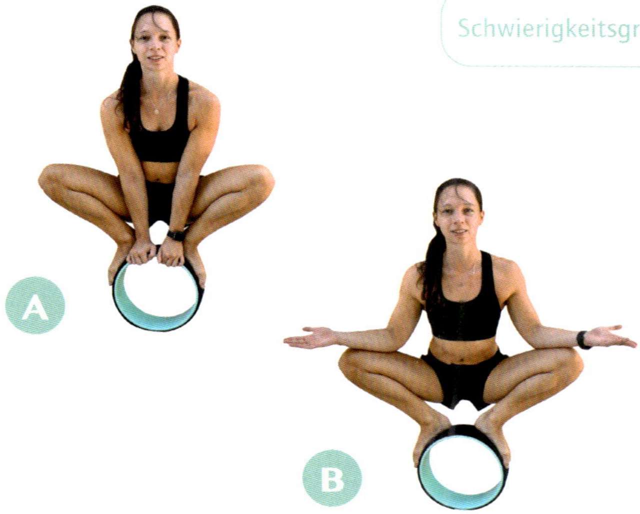

Kräftigung folgender Bereiche: gesamte Bauchmuskulatur, untere Rückenmuskulatur und Beinmuskulatur
Dehnung folgender Bereiche: Oberschenkelinnenseiten

1. Platziere die Hände auf der Radmitte. Greife mit allen Fingern den vorderen Rand des Rads.
2. Beuge die Beine und setze zunächst einen Fuß auf dem Rad ab. Die Ferse sollte auf Höhe der gleichen Hand sitzen.
3. Verlagere das Gewicht kontrolliert mit dem Fuß auf das Rad und drücke gleichzeitig mit der anderen Hand in die Richtung, auf welcher der Fuß noch nicht aufsitzt. Diese Gegenbewegung verhindert das Umfallen zur Seite.
4. Setze den anderen Fuß mit der Ferse auf Höhe der Hand auf dem Rad ab (Foto *a*).
5. Balanciere das Körpergewicht mithilfe des Beckens und der dazugehörigen Rumpfmuskulatur aus.
6. Bei ausreichender Balance können die Hände vom Rad gelöst und auf den Beinen abgelegt (Foto *b*) oder über dem Kopf zusammengeführt werden.
7. Leichtere Variante: Lege zwei Yogablöcke neben das Rad, um es zu fixieren. Wenn die Balance vorhanden ist, kann ein Yogablock gelöst werden.

ATMUNG

Fließende Atmung während der gesamten Übungsausführung.

Hier geht es zum Video:

DYNAMISCHER SUMO SQUAT AUF DEM RAD

Schwierigkeitsgrad: ● ● ●

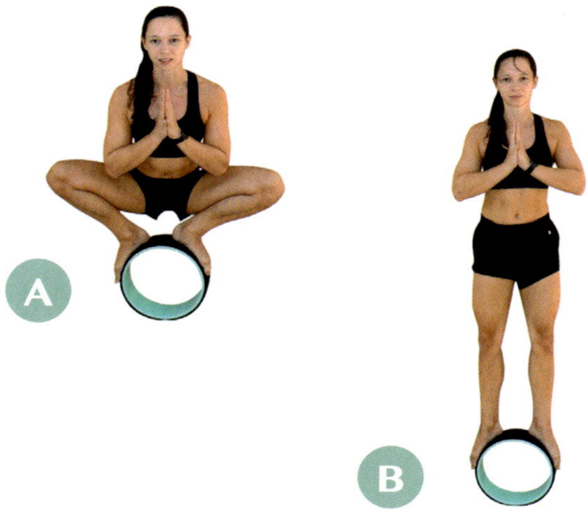

Kräftigung folgender Bereiche: gesamte Bauchmuskulatur, untere Rückenmuskulatur und Beinmuskulatur

1. Gehe in die Position „Sumo Squat auf dem Rad".
2. Bringe die Hände vor die Brust in eine Gebetsposition und drücke sie fest zusammen, um den Schultergürtel und die Armmuskulatur unter Spannung zu bringen (Foto *a*).
3. Presse die Fersen und die Fußspitzen in das Rad hinein und versuche, langsam die Knie zu strecken. Balanciere die Position aus.
4. Halte den Oberkörper aufrecht.
5. Versuche die Beine komplett zu strecken (Foto *b*) und dann wieder zu beugen und zurück in den Sumo Squat zu kommen.

ATMUNG

Einatmung: Nach oben drücken und die Beine strecken.
Ausatmung: Balancieren.
Einatmung: Die Beine wieder beugen und in den Sumo Squat zurückkommen.
Ausatmung: Im Sumo Squat balancieren.

Hier geht es zum Video:

SITZEN AUF DEM RAD (LANGE SEITE)

Schwierigkeitsgrad: ●●

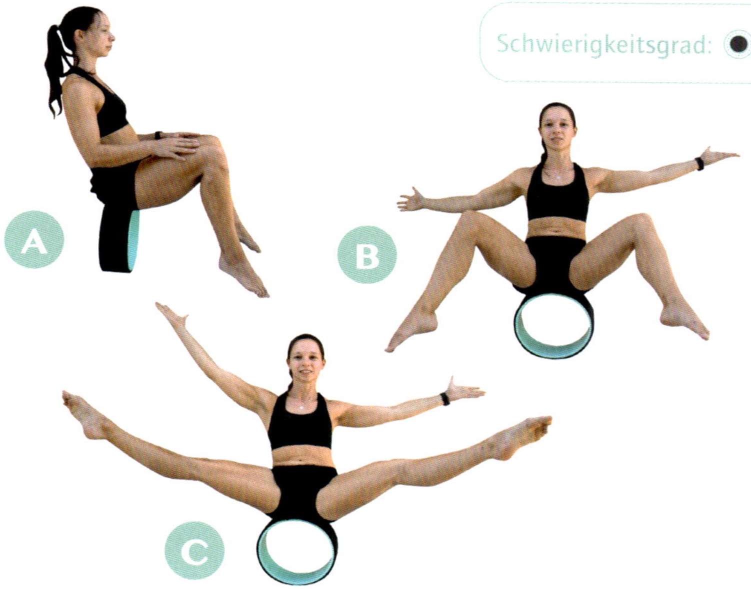

Kräftigung folgender Bereiche: gesamte Bauchmuskulatur, untere Rückenmuskulatur und Beinmuskulatur

1. Platziere die Sitzbeinhöcker auf dem vorderen Drittel des Rads.
2. Lehne den Oberkörper etwas zurück und spanne die Bauchmuskulatur an (Foto *a*).
3. Hebe die Beine langsam an und balanciere mit den Sitzbeinhöckern auf dem Rad (Foto *b*).
4. Die Arme können zum ausbalancieren bewegt werden.
5. Steigerung: Beine strecken (Foto *c*) und wieder beugen (Foto *b*).

ATMUNG

Fließende Atmung während der gesamten Übungsausführung.

Hier geht es zum Video:

SITZEN AUF DEM RAD (KURZE SEITE)

Schwierigkeitsgrad: ●●●

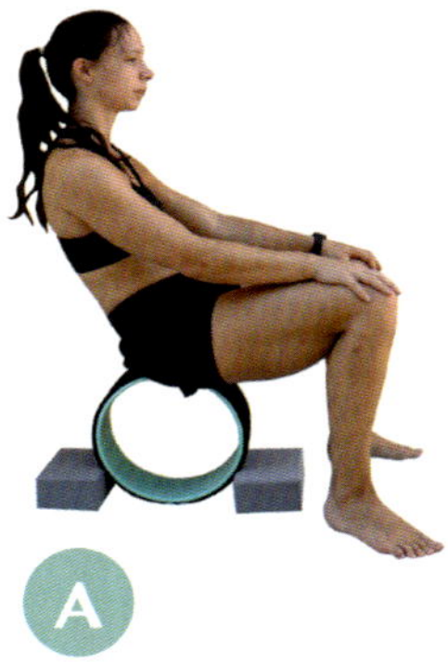

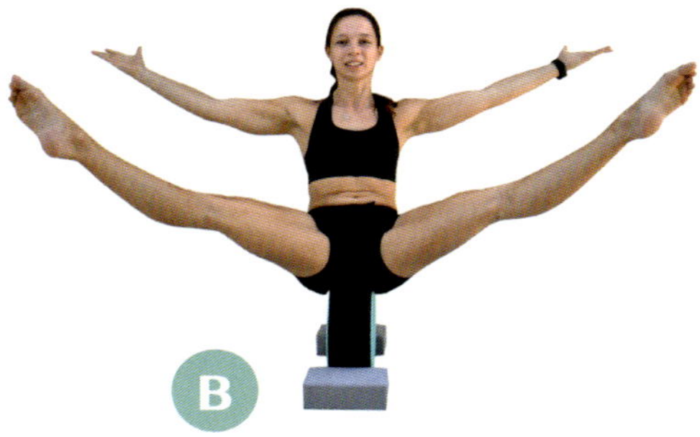

Kräftigung folgender Bereiche: gesamte Bauchmuskulatur, untere Rückenmuskulatur und Beinmuskulatur

1. Platziere die Sitzbeinhöcker auf dem vorderen Drittel des Rads.
2. Lehne den Oberkörper etwas zurück und spanne die Bauchmuskulatur an. (Foto *a*).
3. Hebe die Beine langsam an und balanciere mit den Sitzbeinhöckern auf dem Rad (Foto b).
4. Die Arme können zum Ausbalancieren bewegt werden.
5. Steigerung: Beine strecken und wieder beugen.

ATMUNG

Fließende Atmung während der gesamten Übungsausführung.

Hier geht es zum Video:

SCHIENBEIN-BALANCE AUF DEM RAD

Schwierigkeitsgrad: ●●

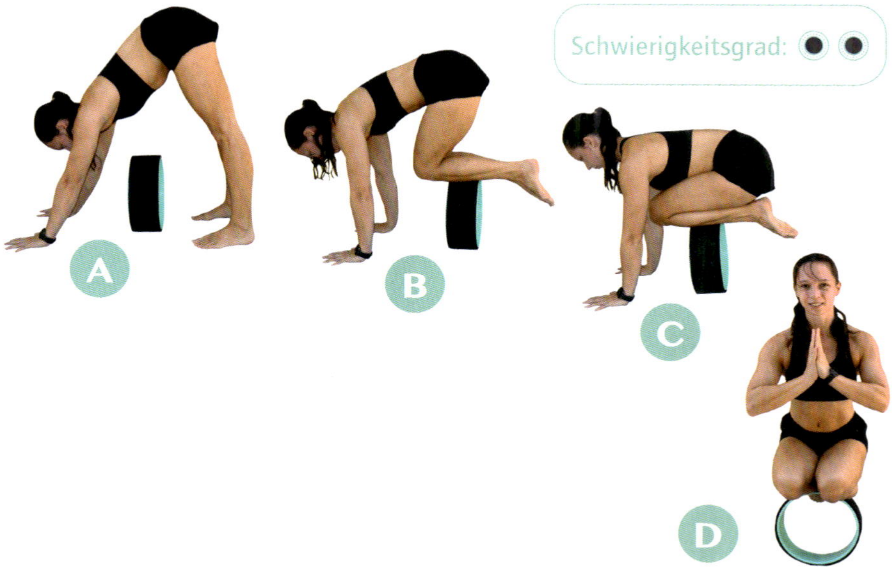

Kräftigung folgender Bereiche: gesamte Bauchmuskulatur und untere Rückenmuskulatur

1. Starte in der Ausgangsposition „Herabschauender Hund" und lege das Rad unter die Brust. (Foto *a*).
2. Beuge die Kniegelenke und platziere den mittleren Teil der Schienbeine auf dem Rad (Foto *b*). Optional kann hier eine Decke unter die Schienbeine gelegt werden.
3. Senke das Gesäß Richtung Fersen ab und versuche, den Brustkorb wieder zu öffnen und den Rücken lang zu lassen (Foto *c*).
4. Löse langsam die Hände vom Boden und führe sie zu einer Gebetsposition vor der Brust zusammen. Drücke die Hände zusammen, um Spannung im Oberkörper aufzubauen (Foto *d*).
5. Leichtere Varianten
   a. Das Rad mit zwei Yogablöcken fixieren.
   b. Den Oberkörper mithilfe zweier Yogablöcke aufrichten.

ATMUNG

Fließende Atmung während der gesamten Übungsausführung.

Hier geht es zum Video:

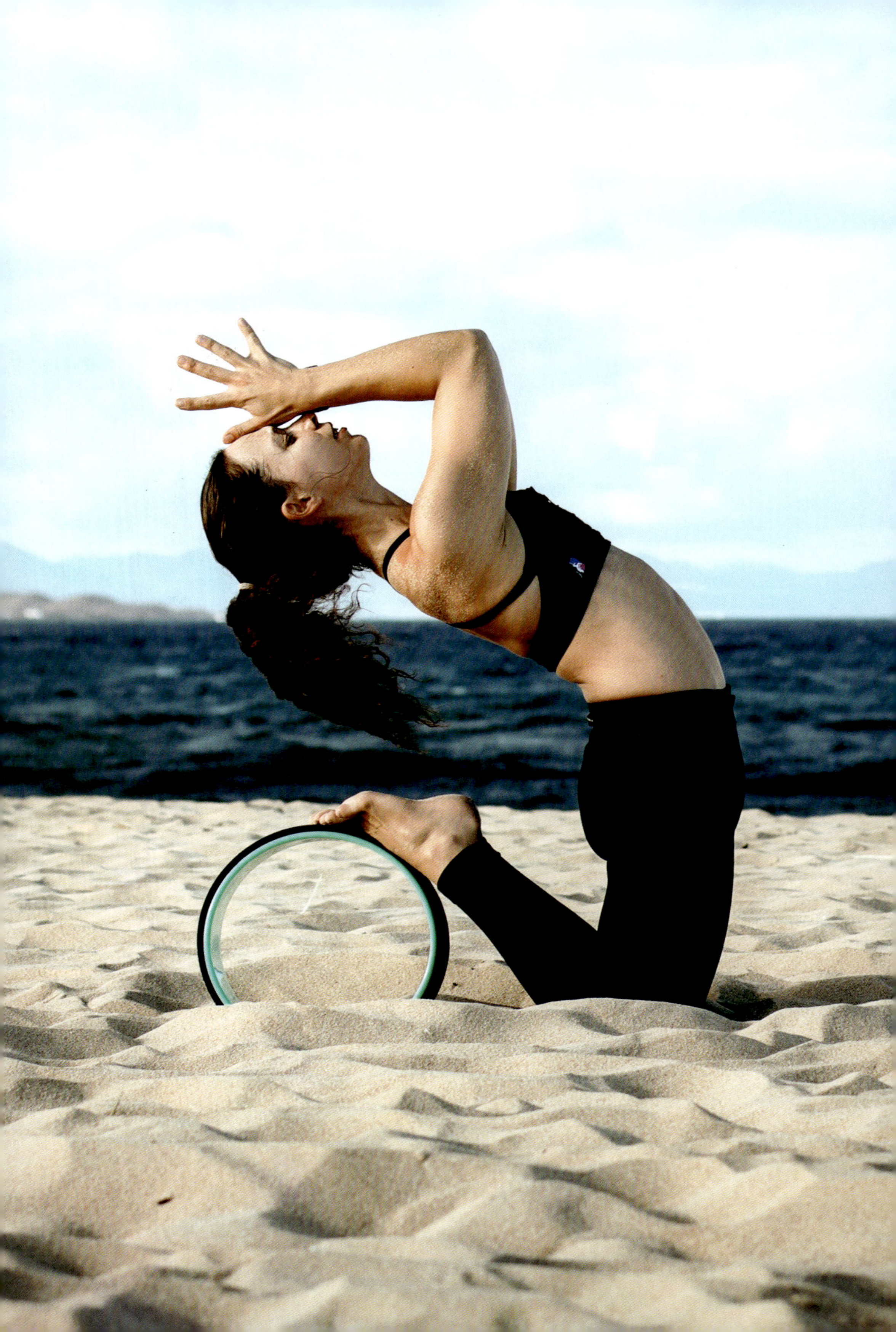

5

RÜCKBEUGEN

STANDARD-RÜCKBEUGE AUF DEM RAD

Schwierigkeitsgrad: ● ●

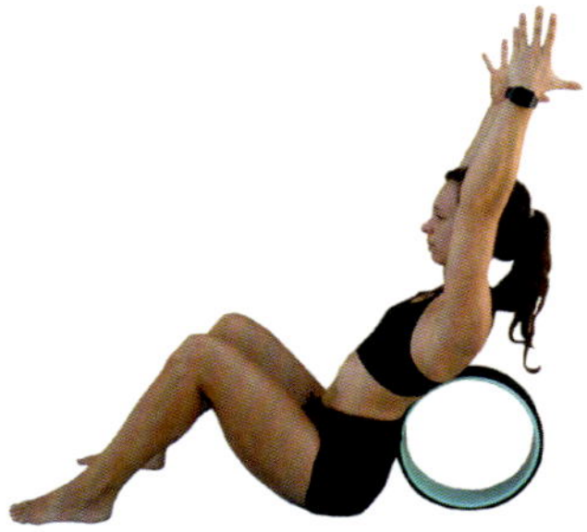

A

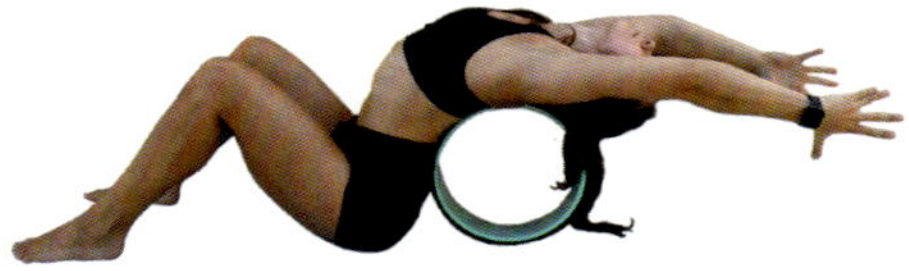

B

Dehnung folgender Bereiche: Bauch- und Brustmuskulatur sowie vordere Schultermuskulatur

1. Platziere das Rad am unteren Rücken und lege den oberen Teil des Rückens langsam auf dem Rad ab.
2. Nimm die Arme über den Kopf, ziehe den Bauchnabel nach innen (Foto *a*) und lege den Kopf bei vorhandener Flexibilität auf dem Rad ab (Foto *b*).
3. Die Arme können über dem Kopf bleiben oder am Hinterkopf zusammengeführt werden.

ATMUNG

Einatmung: Den oberen Teil des Rückens auf dem Rad ablegen.
Ausatmung: Die Arme über Kopf nehmen.
Einatmung: Den Kopf auf dem Rad ablegen.
Ausatmung: Die Position halten und entspannen.

STANDARD-RÜCKBEUGE AUF DEM RAD - VARIANTEN

Schwierigkeitsgrad: ●●

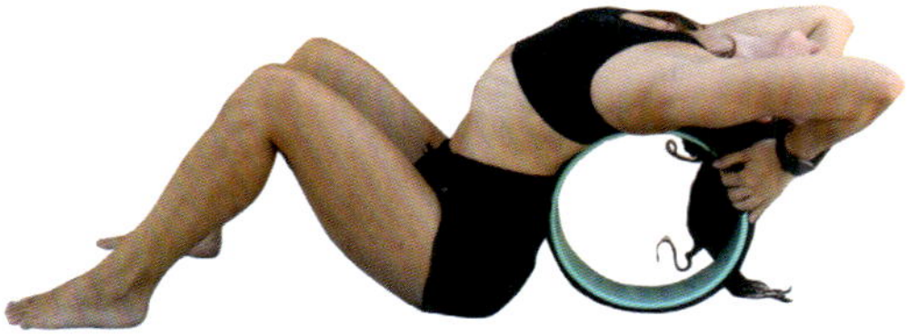

VARIANTE 1

Dehnung folgender Bereiche: Bauch- und Brustmuskulatur sowie vordere Schultermuskulatur

1. Führe die Hände am Hals vorbei, um das Rad zu greifen, sodass sich die Schultern und die Brust weiter öffnen.

ATMUNG

Einatmung: Die Hände am Hals vorbeiführen und das Rad greifen.
Ausatmung: Die Position halten und entspannen.

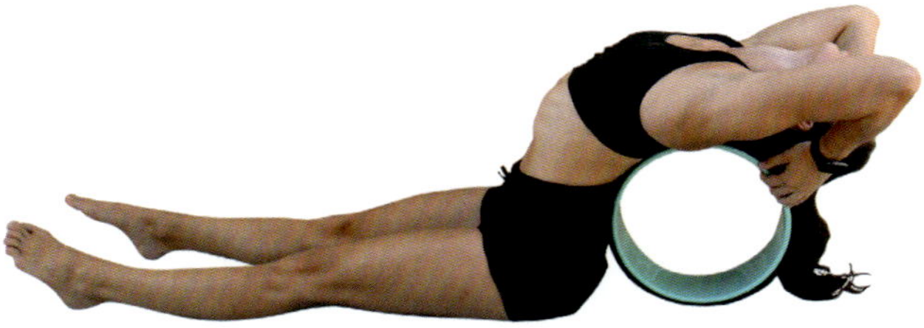

VARIANTE 2

Dehnung folgender Bereiche: Bauch- und Brustmuskulatur sowie vordere Schultermuskulatur

1. Aus der Position in „Variante 1" die Beine strecken, um die Bauchdecke weiter zu öffnen.

ATMUNG

Einatmung: Die Beine strecken.
Ausatmung: Die Position halten und entspannen.

BANANE AUF DEM RAD

Schwierigkeitsgrad: ●

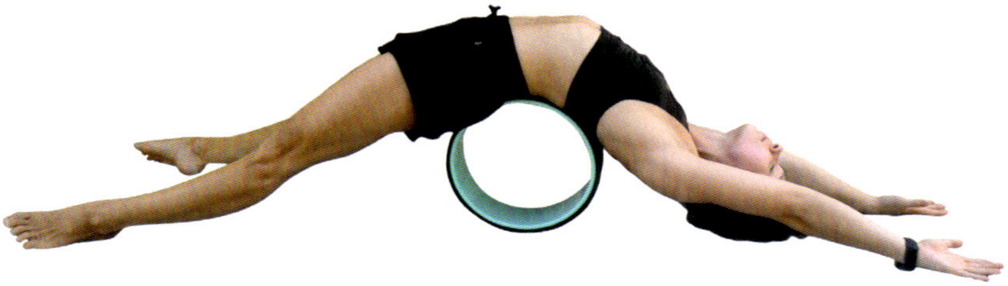

Dehnung folgender Bereiche: Bauch- und Brustmuskulatur sowie Hüftbeuger

1. Aus der „Standard-Rückbeuge auf dem Rad" das Gesäß ein Stück anheben und den unteren Rücken vollständig unter dem Rad platzieren. Rolle über das Rad und lege den Kopf auf dem Boden ab.
2. Ziehe die Arme über den Kopf und strecke die Beine.
3. Beuge die Beine nach einigen Atemzügen wieder und rolle wieder weiter nach hinten, um den Kopf und die Schultern abzulegen.
4. Lege die Arme seitlich neben dem Körper ab und strecke die Beine oder stelle sie auf.

ATMUNG

Einatmung: Das Gesäß anheben und den Rücken auf dem Rad ablegen. Kopf und Schulter auf dem Boden ablegen.
Ausatmung: Die Arme lang über den Kopf strecken, den Brustkorb öffnen.
Einatmung: Die Beine aufstellen oder strecken.
Ausatmung: Die Position halten und entspannen.

PYRAMIDE AUF DEM RAD

Schwierigkeitsgrad: ●●

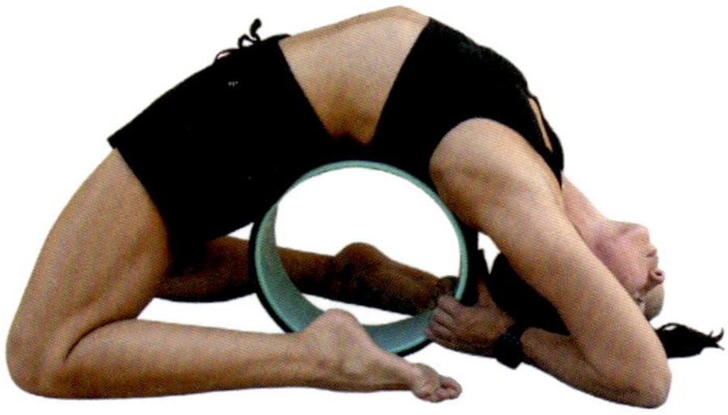

Dehnung folgender Bereiche: Bauch- und Brustmuskulatur sowie Hüftbeuger

1. Starte in einem Kniestand. Platziere das Rad über dem Steißbein. Die Hände befinden sich am unteren Teil des Rads.
2. Aktiviere die Gesäßmuskulatur und lege den unteren Rücken auf dem Rad ab. Die Hände wandern am Boden entlang.
3. Ziehe den Bauchnabel ein und lege den oberen Rücken auf dem Rad ab. Wechsel von den Händen auf die Unterarme.
4. Wenn der gesamte Rücken vollständig auf dem Rad liegt, ist die Spannung in der Gesäßmuskulatur zu halten. Nimm die Arme über den Kopf oder greife bei ausreichender Flexibilität das Rad auf Höhe des Halses.
5. Zusätzlich können die Unterarme bei vorhandener Brustmobilität abgelegt werden, wenn die Hände auf Höhe des Halses platziert werden.

ATMUNG

Einatmung: Den Rücken langsam auf dem Rad ablegen.
Ausatmung: Die Position halten und entspannen.
Einatmung: Die Hände am Hals vorbeiführen und das Rad greifen/ mit den Unterarmen auf den Boden kommen.
Ausatmung: Die Position halten und entspannen.

RÜCKBEUGE FÜR DEN HÜFTBEUGER AUF DEM RAD

Schwierigkeitsgrad: ●

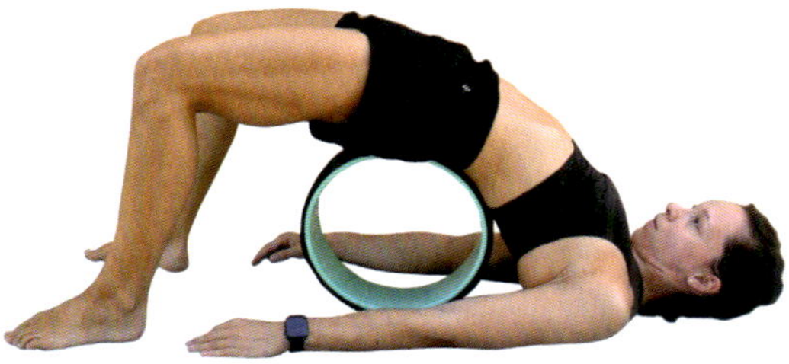

Dehnung folgender Bereiche: Hüftbeuger und Bauchmuskulatur

1. Starte aus der „Standard-Rückbeuge auf dem Rad". Hebe das Gesäß ein Stück an und platziere den unteren Rücken vollständig auf dem Rad. Rolle über das Rad und lege Kopf und Schultern auf dem Boden ab. Halte mit dem gesamten Rücken und dem Steißbein den Kontakt zum Rad.
2. Stelle die Füße auf oder strecke die Knie für eine intensivere Dehnung des Hüftbeugers.

ATMUNG

Einatmung: Das Gesäß anheben und den Rücken auf dem Rad ablegen.
Ausatmung: Über das Rad rollen und die Schultern ablegen.
Einatmung: Die Beine ausstrecken.
Ausatmung: Die Position halten und entspannen.

RÜCKBEUGE FÜR DEN HÜFTBEUGER AUF DEM RAD - VARIANTEN

Schwierigkeitsgrad: ●●

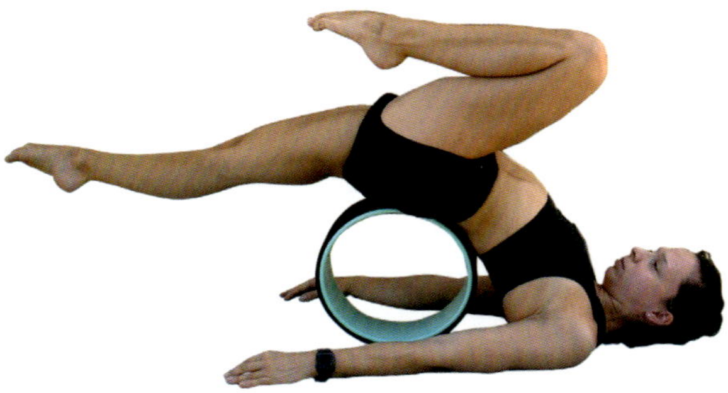

VARIANTE 1

Dehnung folgender Bereiche: Hüftbeuger und Bauchmuskulatur

1. Aus der Position „Rückbeuge für den Hüftbeuger auf dem Rad" ein Bein anwinkeln und zur Brust ziehen.
2. Halte die Hüftknochen parallel. Das andere Bein bleibt in der Luft und zieht aktiv von der Körpermitte weg, um die Hüfte aus eigener Kraft zu dehnen.

ATMUNG

Einatmung: Das Bein anwinkeln und zur Brust ziehen.
Ausatmung: Die Position halten und entspannen.

Schwierigkeitsgrad: ● ●

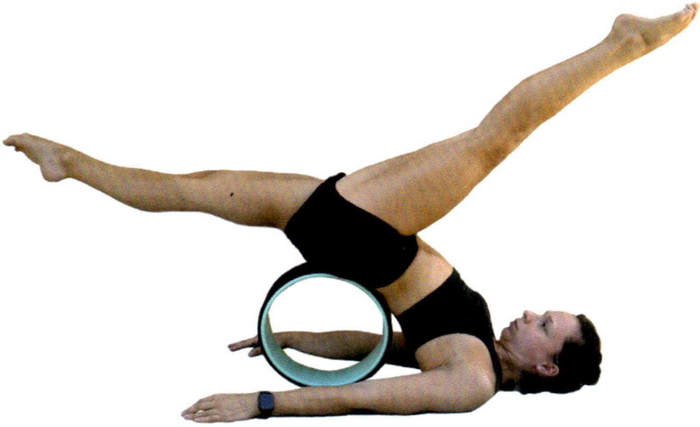

VARIANTE 2

Dehnung folgender Bereiche: Oberschenkelrückseite, Waden und Hüftbeuger

1. Strecke aus der „Rückbeuge für den Hüftbeuger auf dem Rad" das angewinkelte Bein und ziehe es aus eigener Kraft zur Brust. Die Hände bleiben am Boden und balancieren aus.
2. Das andere Bein verweilt in der Luft und zieht in die entgegengesetzte Richtung zum Boden.
3. Versuche die Hüftknochen parallel zu halten.

ATMUNG

Einatmung: Das Bein strecken und aus eigener Kraft zur Brust ziehen, gleichzeitig das andere Bein zum Boden ziehen.
Ausatmung: Die Position halten und entspannen.

Schwierigkeitsgrad: ●●●

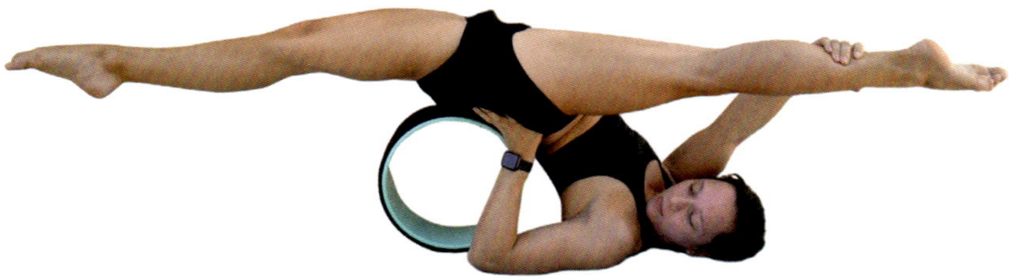

VARIANTE 3

Dehnung folgender Bereiche: Oberschenkelrückseite, Waden und Hüftbeuger

1. Gehe aus der „Rückbeuge für den Hüftbeuger auf dem Rad" direkt in einen geöffneten Spagat. Winkle den Arm auf der gleichen Seite wie das nach vorne gestreckte Bein am Boden an und platziere die Hand an der Hüfte bzw. am Gesäß.
2. Balanciere zunächst aus. Der Körperschwerpunkt liegt auf der Radmitte. Bei ausreichender Balance kann der Schwerpunkt minimal zur Hand verlagert werden. Hierbei besteht die Schwierigkeit, nicht vom Rad zu fallen.
3. Greife nun mit der anderen Hand das vordere Bein an der Wade und übe Zug zur Körpermitte hin aus. Bei Bedarf kann hier das Kniegelenk des vorderen Beins auch etwas gebeugt werden, um die Wade besser greifen zu können.
4. Erhalte den Zug am Bein aufrecht, während das andere Bein zum Boden zieht.
5. Die Übung kann sowohl mit geschlossener als auch mit geöffneter Hüfte ausgeführt werden.

ATMUNG

Einatmung: Die eine Hand an der Hüfte platzieren und mit der anderen die Wade von außen greifen.
Ausatmung: Ausbalancieren.
Einatmung: Das gebeugte Bein langsam strecken.
Ausatmung: Ausbalancieren, die Position halten und entspannen.

GRÄTSCHE MIT RÜCKBEUGE AUF DEM RAD

Schwierigkeitsgrad: ●●

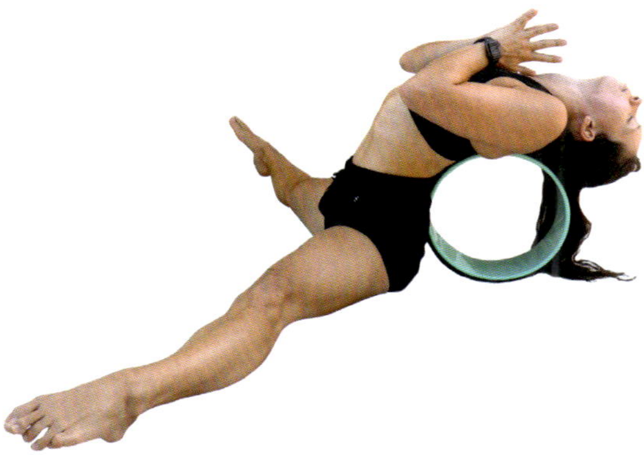

Dehnung folgender Bereiche: Oberschenkelrückseite, Oberschenkelinnenseite, Wade, Bauchmuskulatur, Brust- und Schultermuskulatur

1. Beginne in einer Grätsche und platziere das Rad am unteren Rücken.
2. Lege den restlichen Rücken auf dem Rad ab und nimm die Arme über den Kopf.
3. Greife bei ausreichender Flexibilität das Rad auf Höhe des Halses, um die Dehnung in der Oberkörpervorderseite zu intensivieren.

ATMUNG

Einatmung: Langsam auf dem Rad ablegen und es am Hals greifen.

Ausatmung: Die Position halten und entspannen.

COBRA AUF DEM RAD

Schwierigkeitsgrad: ●

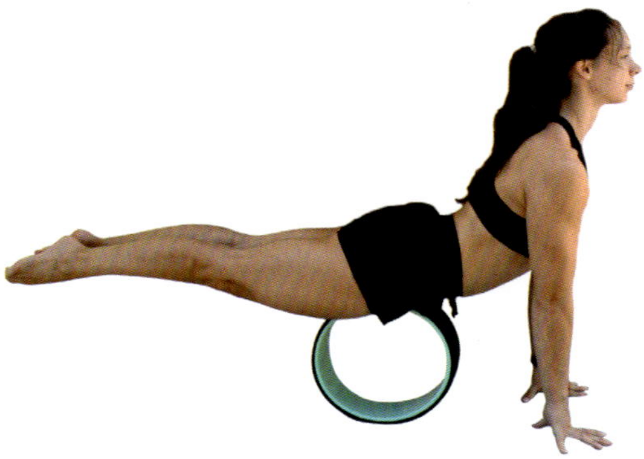

Dehnung folgender Bereiche: Brustmuskulatur, Schulter- und Bauchmuskulatur

1. Starte im Kniestand und öffne die Beine ein Stück. Führe das Rad zwischen die Beine und lege das Schambein auf dem Rad ab.
2. Lehne den Körper nach vorne und bringe die Hände zum Boden.
3. Übe mit dem Schambein punktuellen Druck auf das Rad aus und drücke mit den Händen in den Boden, um die Brust zu öffnen.
4. Löse die Beine vom Boden und spanne das Gesäß und die Beine an.
5. Leichtere Variante: Hände auf Yogablöcke stellen.

ATMUNG

Einatmung: Auf dem Rad ablegen und den Oberkörper öffnen.
Ausatmung: Die Position halten und entspannen.

BRUSTSTAND AM RAD

Schwierigkeitsgrad: ● ●

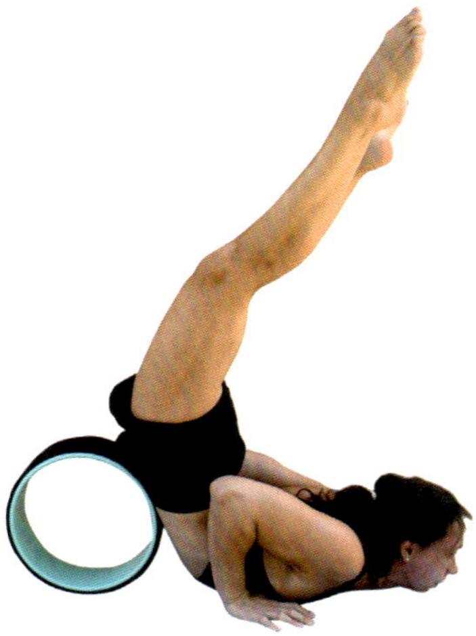

Dehnung folgender Bereiche: Bauchmuskulatur und Hüftbeuger
Kräftigung folgender Bereiche: Gesäßmuskulatur, Beinmuskulatur, untere Rückenmuskulatur, Arm- und Brustmuskulatur

1. Beuge aus der Position „Cobra auf dem Rad" die Arme und lege die Brust auf dem Boden ab. Gleichzeitig werden die Beine kurz angewinkelt und am Rad fixiert.
2. Setze die Arme seitlich neben der Brust auf und drücke sie in den Boden Richtung Rad. Der Kopf ist nach vorne ausgerichtet.
3. Löse die Beine langsam vom Rad und hebe sie zur Decke an. Das Schambein wird gelöst, sodass sich nur noch der Bauch am Rad befindet.
4. Die gesamte Muskulatur bleibt während der Übungsausführung angespannt.
5. Leichtere Variante: Falls die Brust noch nicht auf den Boden kommt, kann ein Yogablock als Erhöhung unter die Brust gelegt werden.

ATMUNG

Einatmung: Aus der Cobra-Position langsam die Brust auf dem Boden ablegen.
Ausatmung: Ausbalancieren.
Einatmung: Die Beine langsam zur Decke anheben.
Ausatmung: Die Position halten und entspannen.

SKORPION AM RAD

Schwierigkeitsgrad: ●●●

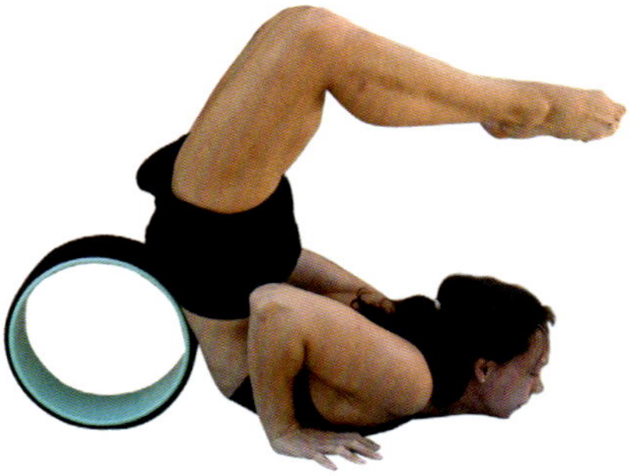

Dehnung folgender Bereiche: Bauchmuskulatur und Hüftbeuger
Kräftigung folgender Bereiche: Gesäßmuskulatur, Beinmuskulatur, untere Rückenmuskulatur, Arm- und Brustmuskulatur

1. Beuge aus dem „Bruststand mit Rad" langsam die Beine und ziehe diese nach vorne zum Kopf.
2. Drücke mit den Händen in den Boden, um den Kontakt zum Rad aufrechtzuerhalten.
3. Die gesamte Rumpf- sowie Gesäßmuskulatur ist angespannt.

ATMUNG

Einatmung: Die Beine langsam anheben und zum Kopf ziehen.
Ausatmung: Die Position halten und entspannen.

Hier geht es zum Video:

BRÜCKE ÜBER DEM RAD

Schwierigkeitsgrad: ●●

A

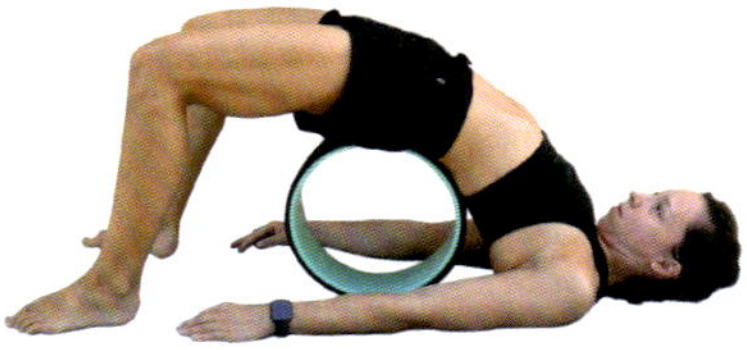

B

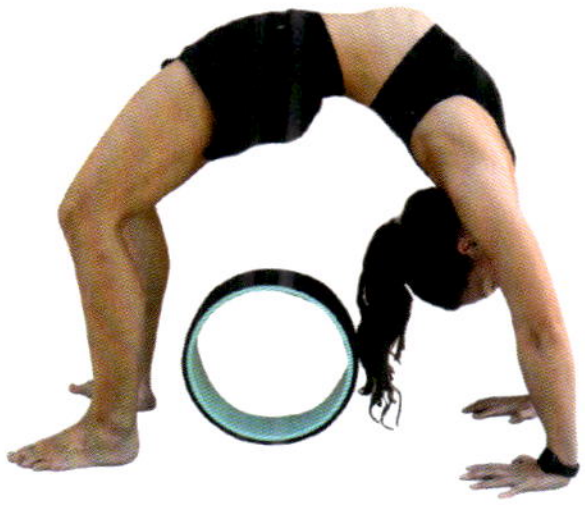

Dehnung folgender Bereiche: Bauch- und Brustmuskulatur, vordere Schultermuskulatur, Unterarme und Hüftbeuger
Aktivierung folgender Bereiche: Beinmuskulatur, gesamte Rückenmuskulatur und Armmuskulatur

1. Stelle aus der „Rückbeuge für den Hüftbeuger auf dem Rad" beide Beine wieder auf, sodass die Kniegelenke in einem 90°-Winkel stehen (Foto *a*).
2. Lege die Hände neben den Ohren mit den Fingern zu den Füßen zeigend ab.
3. Spanne die Gesäß- sowie die untere Rückenmuskulatur an und drücke den Körper mit den Armen nach oben. Bei einer sauberen Durchführung bewegt sich das Rad nicht (Foto *b*).
4. Drücke die Schultern heraus und stehe mit den Füßen stabil auf dem Boden.
5. Um aus der Figur wieder herauszukommen, beuge zunächst die Arme und Beine und lege den Rücken auf dem Rad ab. Rolle anschließend herunter.

ATMUNG
Einatmung: Den Körper nach oben drücken.
Ausatmung: Die Position halten und entspannen.

Hier geht es zum Video:

BRÜCKE ÜBER DEM RAD - VARIANTEN

Schwierigkeitsgrad: ● ● ●

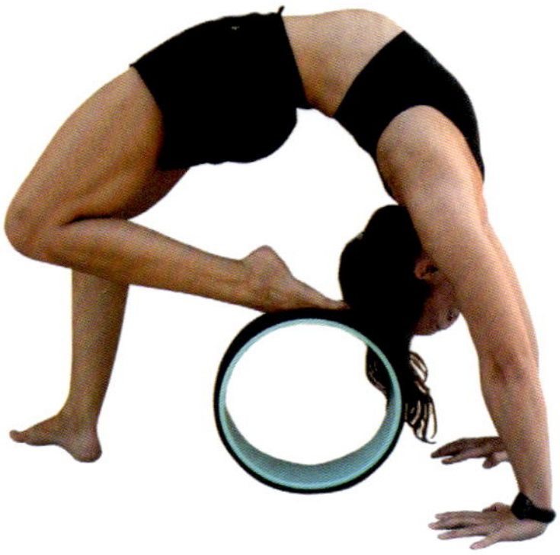

VARIANTE 1

Dehnung folgender Bereiche: Bauch- und Brustmuskulatur, vordere Schultermuskulatur, Unterarme und Hüftbeuger
Aktivierung folgender Bereiche: Beinmuskulatur, gesamte Rückenmuskulatur und Armmuskulatur

1. Versuche bei ausreichender Körperbalance den Fuß auf dem Rad abzulegen und es ein Stück zum Kopf zu schieben.
2. Um aus dieser Figur herauszukommen, kann entweder der zuvor beschriebene Weg gewählt oder aber das Rad für eine direkte Rückenlage mit dem Fuß nach vorne herausgezogen werden.

ATMUNG

Einatmung: Den Fuß auf dem Rad abstellen.
Ausatmung: Die Position halten und entspannen.

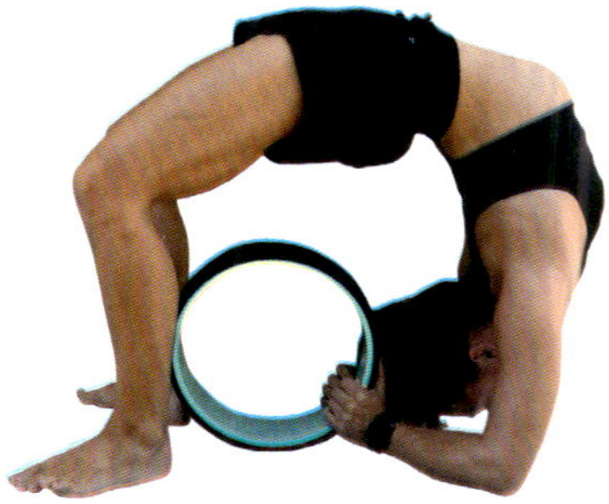

VARIANTE 2

Dehnung folgender Bereiche: Bauch- und Brustmuskulatur, vordere Schultermuskulatur und Hüftbeuger
Aktivierung folgender Bereiche: Beinmuskulatur, gesamte Rückenmuskulatur und Armmuskulatur

1. Platziere aus der „Brücke über dem Rad" bei ausreichender Schultermobilität die Unterarme auf dem Boden, um in eine Unterarmbrücke zu gelangen.
2. Versuche das Rad zu greifen.
3. Bei ausreichender Schultermobilität können die Kniegelenke gestreckt sowie die Füße in den Boden gedrückt werden.

ATMUNG

Einatmung: Die Beine strecken.
Ausatmung: Die Position halten und entspannen.

Hier geht es zum Video:

KAMEL MIT DEM RAD

Schwierigkeitsgrad: ●●●

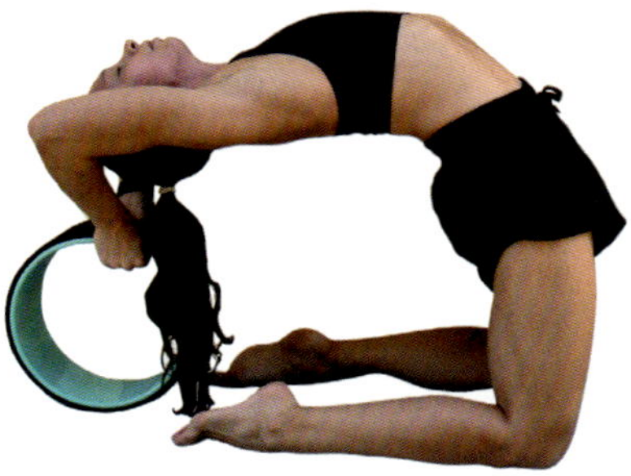

Dehnung folgender Bereiche: Bauch- und Brustmuskulatur sowie Schultermuskulatur
Kräftigung folgender Bereiche: Beinmuskulatur, Gesäßmuskulatur, gesamte Rückenmuskulatur und Armmuskulatur

1. Gehe in einen Kniestand. Öffne die Beine etwas mehr und lasse die Füße leicht nach innen rotieren.
2. Greife das Rad und halte es zunächst vor der Brust.
3. Beuge langsam – Wirbel für Wirbel – und mit dauerhaft angespannten Gesäßmuskeln die Lendenwirbelsäule nach hinten.
4. Strecke die Arme bei der Beugung der Brustwirbelsäule und setze das Rad über dem Kopf auf dem Boden ab.
5. Der Kopf kann zur Entlastung auf dem Rad abgelegt werden.
6. Wandere mit den Händen kontrolliert immer weiter nach hinten Richtung Gesäß und versuche, die Rückbeuge zu verstärken.

ATMUNG
Einatmung: Die Gesäßmuskulatur aktivieren.
Ausatmung: Die Position halten.
Einatmung: Die Lendenwirbelsäule in die Rückbeuge bringen.
Ausatmung: Die Position halten.
Einatmung: Die Brustwirbelsäule in die Rückbeuge bringen.
Ausatmung: Die Position halten.
Einatmung: Die Arme strecken und das Rad über den Kopf auf dem Boden absetzen.
Ausatmung: Die Position halten.
Einatmung: Die Hände wandern am Rad Richtung Gesäß.
Ausatmung: Die Position halten.

Hier geht es zum Video:

KAMEL MIT FÜSSEN AUF DEM RAD

Schwierigkeitsgrad: ● ● ●

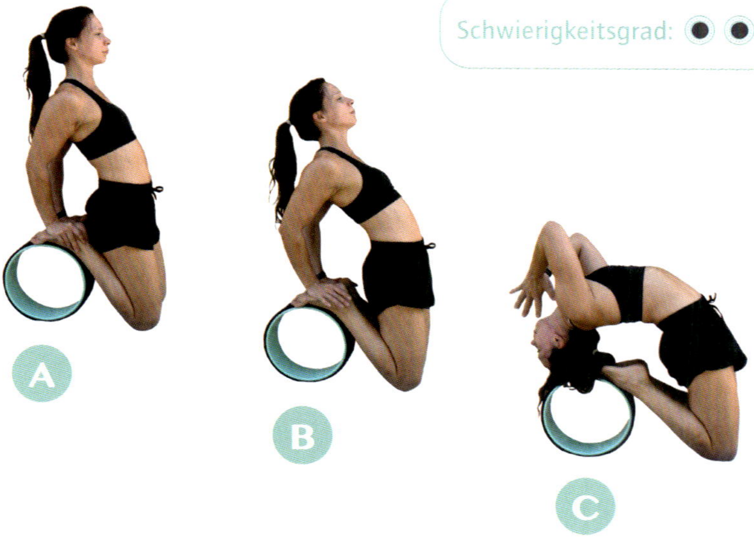

Dehnung folgender Bereiche: Oberschenkelvorderseite, Hüftbeuger und Bauchmuskulatur, beim Ablegen des Kopfes zusätzlich die Brustmuskulatur
Kräftigung folgender Bereiche: Beinmuskulatur, Gesäßmuskulatur und gesamte Rückenmuskulatur

1. Starte in einem Kniestand und platziere das Rad auf Höhe der Füße.
2. Stütze die Hände vor dem Körper ab und lege von beiden Füßen den Fußspann auf dem Rad ab.
3. Laufe mit den Händen langsam in Richtung der Knie und richte den Oberkörper auf. Nutze bei Bedarf einen Yogablock.
4. Lege die Hände auf dem Rad ab, um mehr Stabilität zu finden (Foto *a*).
5. Spanne die Gesäß- und Oberschenkelmuskulatur an und schiebe die Hüfte nach vorne (Foto *b*).
6. Steigerung: Löse die Hände vom Rad und komme aus eigener Kraft in eine Rückbeuge in der Wirbelsäule (Foto *c*). Schiebe die Hüfte dabei weiterhin aktiv nach vorne.

ATMUNG
Einatmung: Die Füße auf dem Rad ablegen.
Ausatmung: Langsam aufrichten und die Hände auf dem Rad ablegen.
Einatmung: Die Hüfte nach vorne schieben oder in eine Rückbeuge in der Wirbelsäule kommen.
Ausatmung: Die Position halten und entspannen.

BOGENPOSE MIT DEM RAD

Schwierigkeitsgrad: ●●●

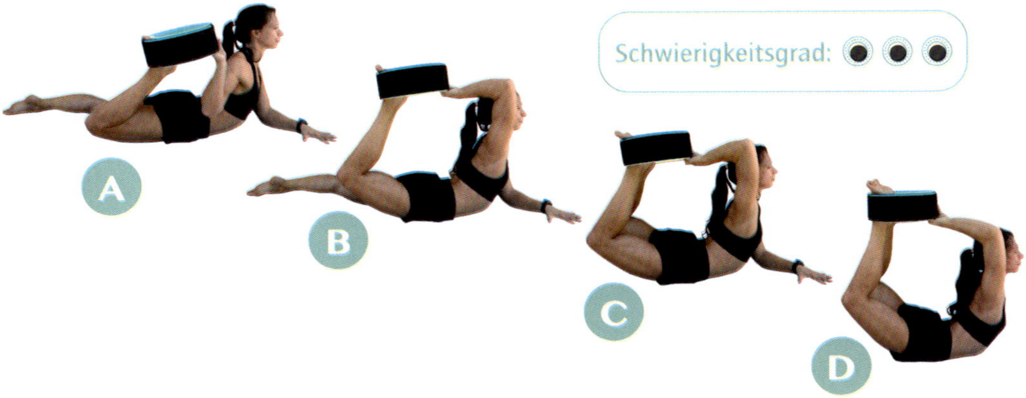

Dehnung folgender Bereiche: Bauch- und Brustmuskulatur, vordere Schultermuskulatur und Oberschenkelvorderseite
Kräftigung folgender Bereiche: Beinmuskulatur, Gesäßmuskulatur, gesamte Rückenmuskulatur und Armmuskulatur

1. Nimm eine Bauchlage ein und greife das Rad von außen.
2. Lege einen Fuß in das Rad hinein und drehe das Rad so, dass die Öffnung nach unten zeigt.
3. Je nach Flexibilität sind folgende Positionen möglich:
   - **a.** Ein Fuß ist im Rad, der Ellenbogen zeigt nach hinten (Foto *a*). Der vordere Arm kann auf der Hand oder dem Unterarm gestützt werden.
   - **b.** Über eine Schulterrotation kann der Ellenbogen nach vorne geführt werden. (Foto *b*). Der vordere Arm kann auf der Hand/dem Unterarm gestützt werden.
   - **c.** Bei Option a. und b. kann jeweils auch zusätzlich der andere Fuß in das Rad hineingestellt werden (Foto *c*).
   - **d.** Die Hand, die am Boden liegt, kann zum Rad geführt werden (Foto *d*).
4. Bei allen Varianten ist besonders wichtig, dass das Gesäß angespannt ist, um den unteren Rücken etwas zu entlasten und um Kraft aufzubauen.
5. Sind die Füße und Arme platziert, drücke den Fußspann in das Rad hinein und ziehe die Beine und Arme nach oben. Die Brust löst sich vom Boden. Halte die Balance.

ATMUNG
Einatmung: Die Füße drücken in das Rad hinein. Gleichzeitig schieben die Beine und Arme nach oben.
Ausatmung: Balancieren.

Hier geht es zum Video:

FLIEGENDE COBRA AUF DEM RAD

Schwierigkeitsgrad: ●●●

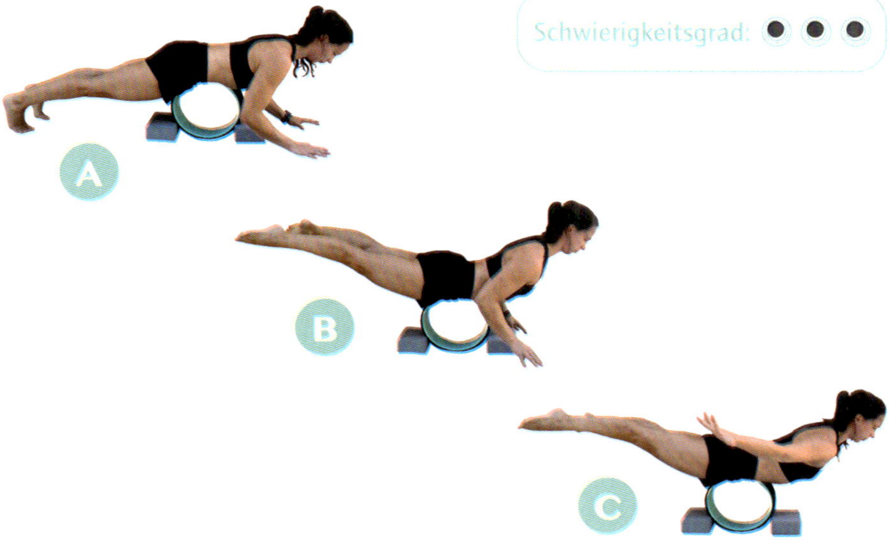

Kräftigung folgender Bereiche: untere Rückenmuskulatur, Gesäßmuskulatur, gesamte Beinmuskulatur und Brustmuskulatur

1. Fixiere das Rad zu Beginn mit zwei Yogablöcken.
2. Lege den Bauch auf dem Rad ab. Das Schambein drückt mithilfe der Beckenkippung gegen das Rad.
3. Lass die Hände zunächst auf dem Boden, damit sich der Brustkorb öffnet (Foto *a*).
4. Löse die Füße vom Boden und spanne das Gesäß an (Foto *b*).
5. Nimm zunächst eine Hand vom Boden und führe sie seitlich neben den Körper. Später kann dann auch die zweite Hand vom Boden gelöst werden.
6. Balanciere dann nur noch auf dem unteren Teil des Bauches und halte die Spannung im Oberkörper (Foto *c*).

ATMUNG

Einatmung: Die Füße vom Boden lösen.
Ausatmung: Innehalten und balancieren.
Einatmung: Die Arme seitlich nehmen und neben den Körper führen.
Ausatmung: Die Position halten und balancieren.

COBRA AUF DEM RAD MIT EINEM FUSSGRIFF

Schwierigkeitsgrad: ●●●

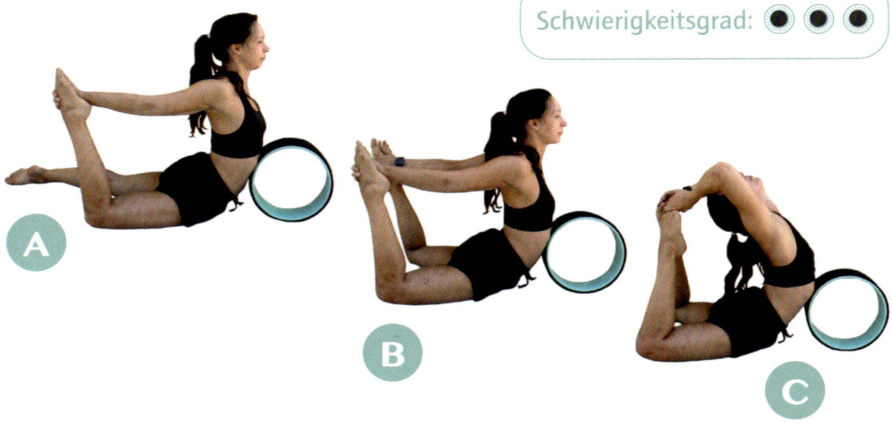

Dehnung folgender Bereiche: Bauch- und Brustmuskulatur
Kräftigung folgender Bereiche: Gesäßmuskulatur, untere Rückenmuskulatur und Armmuskulatur

1. Starte in einer halben Cobra und lege das Rad vor dem Körper ab.
2. Ziehe das Rad mit einer Hand zum Bauch heran und lege ihn drauf ab.
3. Platziere die Hände innen am Rad und laufe mit ihnen etwas nach hinten in eine Rückbeuge. Balanciere aus.
4. Lasse das Schambein während der gesamten Übungsausführung auf dem Boden und das Gesäß angespannt.
5. Varianten:
   - **a.** Einen Fuß mit derselben Hand von innen greifen (Foto *a*). Die Schultern in die Parallele bringen. Die Hand drückt gegen den Fuß, der Fuß drückt zurück.
   - **b.** Beide Füße mit den Händen greifen (Foto *b*). Die Schultern sind nach vorne ausgerichtet. Die Hände drücken gegen die Füße, die Füße drücken zurück.
   - **c.** Beide Füße mit den Händen greifen und über die Schulterrotation den Ellenbogen nach vorne und oben rotieren lassen (Foto *c*).

ATMUNG

Einatmung: Der Oberkörper richtet sich in die Rückbeuge auf.
Ausatmung: Ausbalancieren.
Einatmung: Den Fuß bzw. die Füße greifen.
Ausatmung: Die Schultern wieder nach vorne ausrichten.
Einatmung: Die Hände drücken in die Füße und die Füße drücken zurück. Oder bei c. Die Ellenbogen ziehen nach oben.
Ausatmung: Halten und entspannen.

BRÜCKE MIT EINEM FUSS AUF DEM RAD

Schwierigkeitsgrad: ●●●

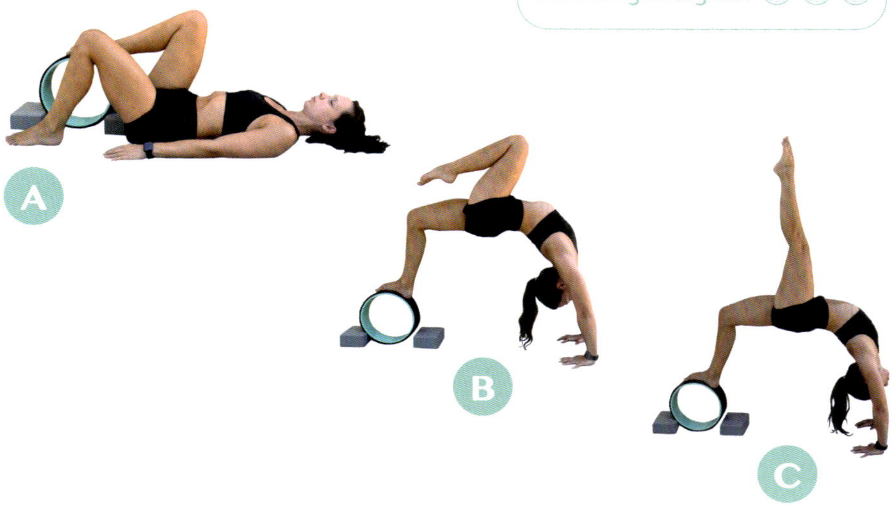

Dehnung folgender Bereiche: Bauchmuskulatur, Brustmuskulatur und Hüftbeuger
Kräftigung folgender Bereiche: Gesäßmuskulatur, untere Rückenmuskulatur, Schulter- und Armmuskulatur

1. Fixiere das Rad mit zwei Yogablöcken.
2. Starte in einer Rückenlage und stelle einen Fuß mittig auf das Rad (Foto *a*).
3. Bleibe entweder auf den Schultern oder setze die Hände neben den Ohren ab und komme in eine Brücke (Foto *b*).
4. Drücke mit dem Fuß, der auf dem Rad steht, in das Rad hinein, um eine Grundspannung in der Oberschenkelmuskulatur zu erzeugen.
5. Hebe langsam das freie Bein an und strecke es nach oben (Foto *c*).
6. Halte während der gesamten Übungsausführung Spannung im Gesäß.

ATMUNG

Einatmung: Nach oben in die Schulterbrücke oder in die normale Brücke drücken.
Ausatmung: Balancieren.
Einatmung: Das freie Bein langsam anheben.
Ausatmung: Balancieren.

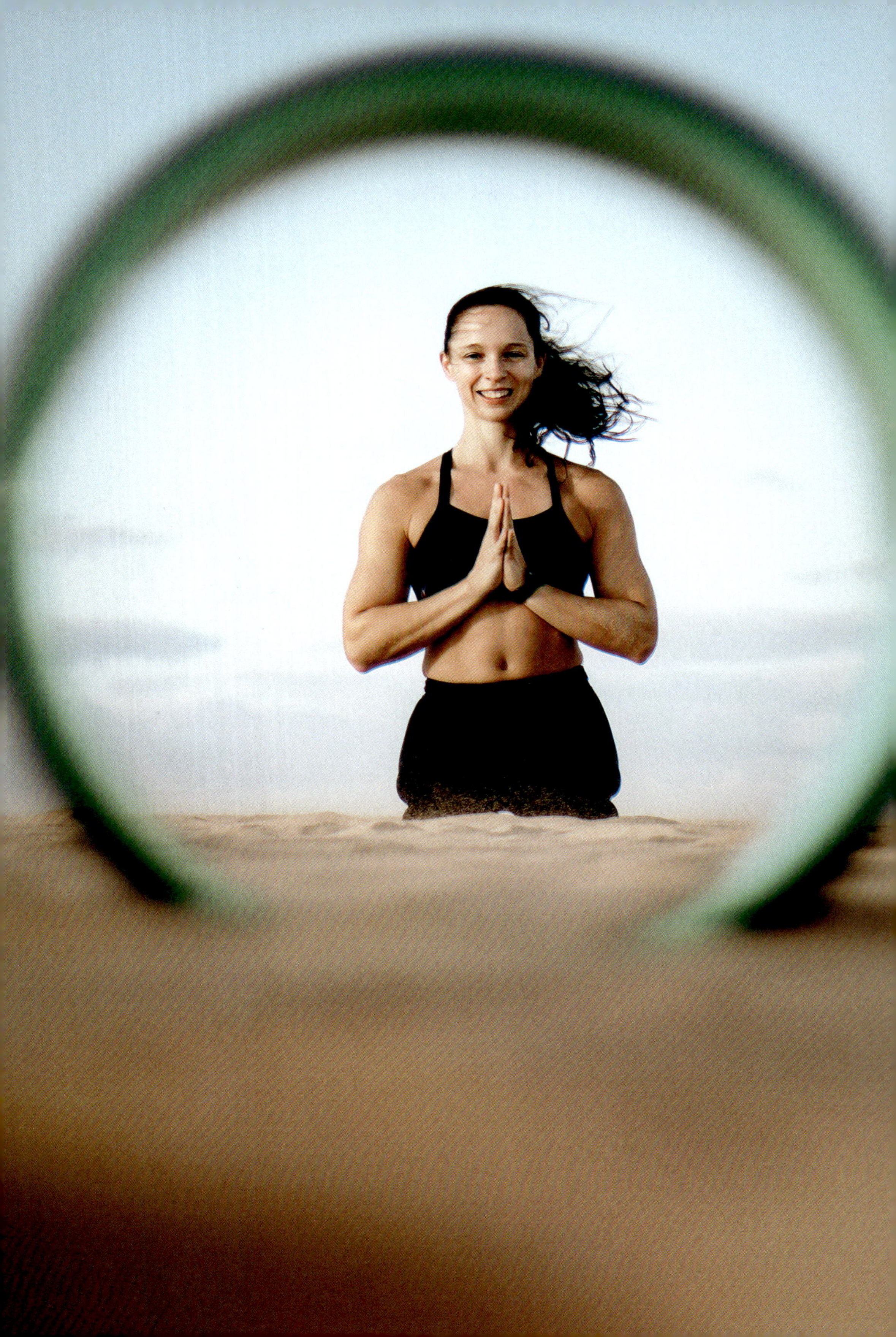

6

VORBEUGEN UND HÜFTÖFFNER

KINDSPOSE MIT DEM RAD

Schwierigkeitsgrad: ●

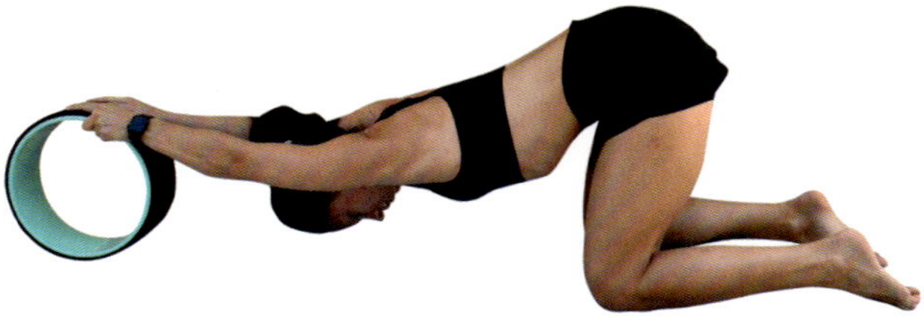

Dehnung folgender Bereiche: Brustmuskulatur, Schulter- und obere Rückenmuskulatur

1. Bringe die Knie hüftbreit auseinander und lege die Hände auf dem Rad ab.
2. Rolle mit dem Rad nach vorne, bis der Oberkörper und die Hüfte einen 90°-Winkel bilden. Die Knie sind unter den Hüftgelenken.
3. Ziehe die Schultern, mithilfe der Hände aktiv nach vorne. Lasse den Rücken gerade und ziehe den Bauchnabel ein.

ATMUNG

Einatmung: Die Hände auf dem Rad ablegen und nach vorne rollen.
Ausatmung: Die Position halten und entspannen.

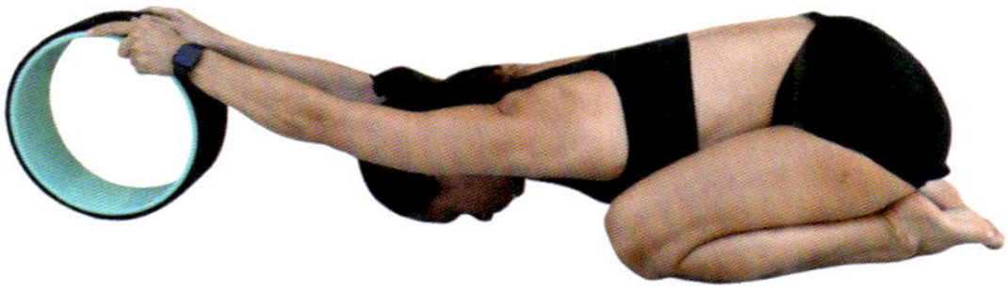

VARIANTE 1

Dehnung folgender Bereiche: Brustmuskulatur, Schulter- und obere Rückenmuskulatur

1. Zur Intensivierung der Dehnung wird der Oberkörper abgesenkt und die Brustmuskulatur gestreckt. Vermeide ein Hohlkreuz.

ATMUNG

Einatmung: Den Oberkörper weiter absenken.
Ausatmung: Die Position halten und entspannen.

KNIENDER TÄNZER

Schwierigkeitsgrad: ●●

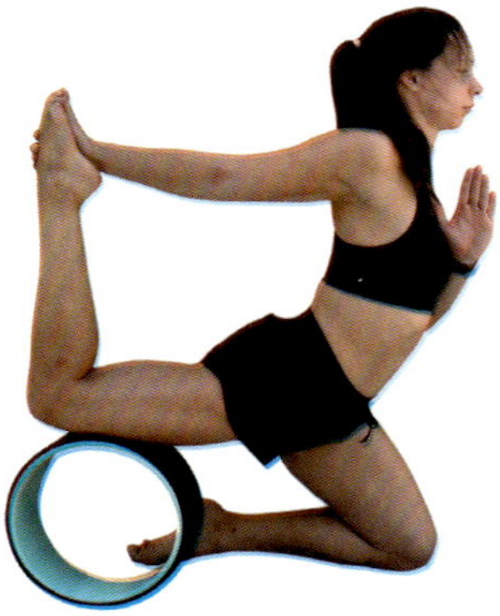

Dehnung folgender Bereiche: Hüftbeuger, Oberschenkelvorderseite, Brust- und vordere Schultermuskulatur

1. Beginne in einem Vierfüßlerstand und stelle das Rad neben einem Oberschenkel ab.
2. Richte den Oberkörper etwas auf und lege einen Oberschenkel auf dem Rad ab. Beuge dafür das Kniegelenk, das am Boden liegt, und ziehe das Gesäß Richtung Rad.
3. Beuge das Bein, das auf dem Rad liegt, und greife es von innen mit derselben Hand.
4. Rotiere den Oberkörper wieder nach vorne, um die Brust und die Schulter zu dehnen.
5. Platziere die andere Hand vor der Brust und balanciere aus.
6. Falls es zu wacklig ist, kann ein Yogablock als Stütze verwendet werden.

ATMUNG

Einatmung: Den Oberschenkel auf dem Rad ablegen.
Ausatmung: Den Oberkörper aufrichten.
Einatmung: Den Fuß greifen.
Ausatmung: Den Oberkörper nach vorne rotieren.

AUSFALLSCHRITT TWIST

Schwierigkeitsgrad: ●●

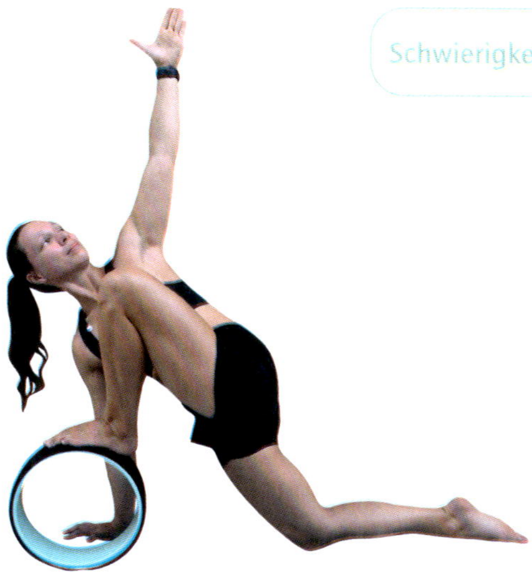

Dehnung folgender Bereiche: Hüftbeuger, Oberschenkelvorderseite und seitliche Rumpfmuskulatur
Kräftigung folgender Bereiche: Oberschenkelmuskulatur

1. Starte in einem Ausfallschritt mit einem Knie am Boden und stelle den Fuß vorsichtig auf das Rad. Rolle bei Bedarf noch ein Stück nach vorne.
2. Bringe die Hüfte nach vorne und platziere die entgegengesetzte Hand auf dem Boden oder auf einem Yogablock, falls das Rad zu hoch sein sollte.
3. Drehe die Brust zum vorderen Oberschenkel und ziehe den anderen Arm zur Decke.

ATMUNG

Einatmung: Den Fuß auf dem Rad abstellen und die Hand auf dem Boden/Yogablock in Position bringen.
Ausatmung: Die Brust zum Oberschenkel drehen.

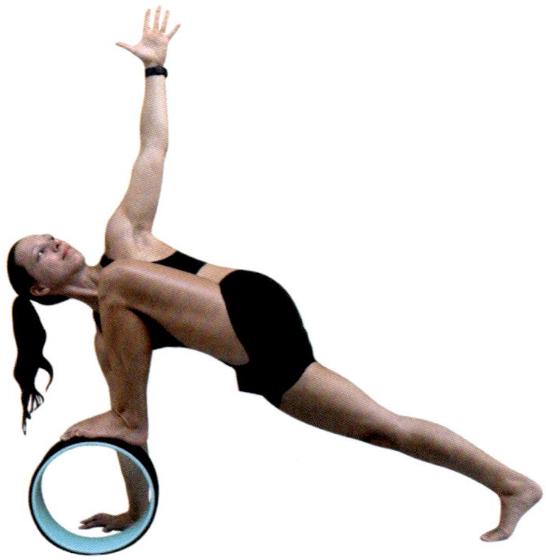

VARIANTE 1

1. Löse bei ausreichender Stabilität das hintere Knie vom Boden und strecke das Bein.
2. Bringe die Hüfte nach vorne und lege die entgegengesetzte Hand auf dem Boden oder, falls das Rad zu hoch sein sollte, auf dem Yogablock ab.
3. Drehe die Brust zum voderen Oberschenkel und ziehe den Arm zur Decke.

ATMUNG

Einatmung: Den Fuß auf dem Rad abstellen und die Hand auf dem Boden/Yogablock in Position bringen.
Ausatmung: Die Brust zum Oberschenkel drehen. Das Knie vom Boden lösen.

AUSFALLSCHRITT MIT RÜCKBEUGE

Schwierigkeitsgrad: ● ●

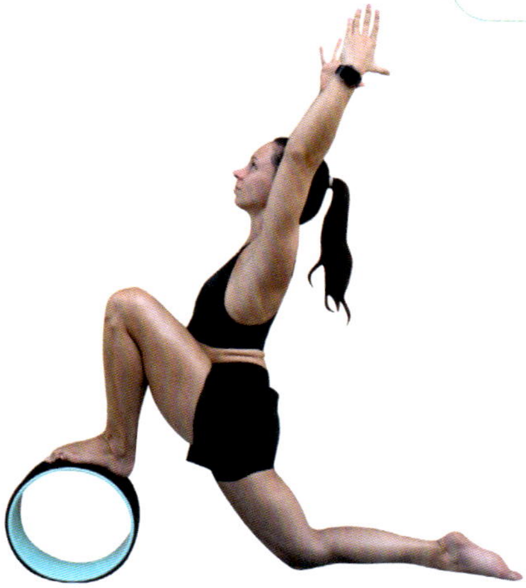

Dehnung folgender Bereiche: Hüftbeuger, Oberschenkelvorderseite und Brustmuskulatur

Kräftigung folgender Bereiche: Oberschenkelmuskulatur, Gesäßmuskulatur und untere Rückenmuskulatur

1. Starte in einem Ausfallschritt mit einem Knie am Boden und einem Fuß auf dem Rad.
2. Schiebe die Hüfte nach vorne. Achte darauf, dass das Knie auf dem Rad nicht über die Fußspitze geschoben wird.
3. Halte beide Hüftknochen parallel.
4. Führe bei ausreichender Stabilität die Arme über die Seiten nach oben, senke die Schulterblätter und öffne den Brustkorb mithilfe einer leichten Rückbeuge.
5. Spanne die Gesäß- und untere Rückenmuskulatur aktiv an.

ATMUNG

Einatmung: Den Fuß auf dem Rad absetzen und die Hüfte vorschieben.
Ausatmung: Die Arme über den Kopf führen.
Einatmung: Den Brustkorb öffnen.
Ausatmung: Die Position halten und entspannen.

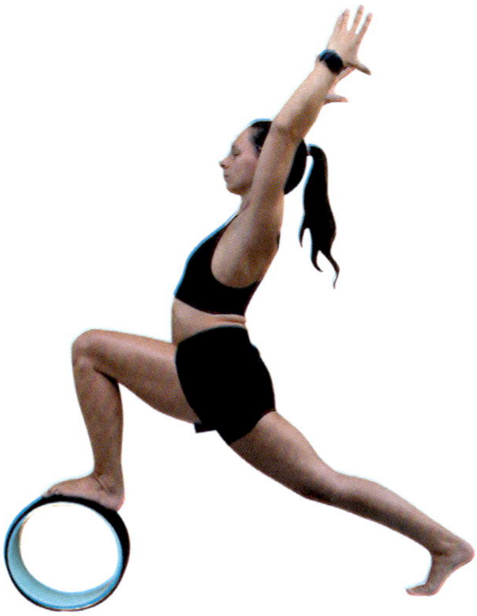

VARIANTE 1

Dehnung folgender Bereiche: Hüftbeuger, Oberschenkelvorderseite und Brustmuskulatur
Kräftigung folgender Bereiche: Oberschenkelmuskulatur, Gesäßmuskulatur und untere Rückenmuskulatur

1. Für eine Steigerung des Gleichgewichtssinns wird das hintere Bein gestreckt.

ATMUNG

Einatmung: Den Fuß auf dem Rad absetzen, das Knie hinten strecken und die Hüfte vorschieben.
Ausatmung: Die Arme über den Kopf führen.
Einatmung: Den Brustkorb öffnen.
Ausatmung: Die Position halten und entspannen.

LANGER BALANCE-AUSFALLSCHRITT

Schwierigkeitsgrad: ● ●

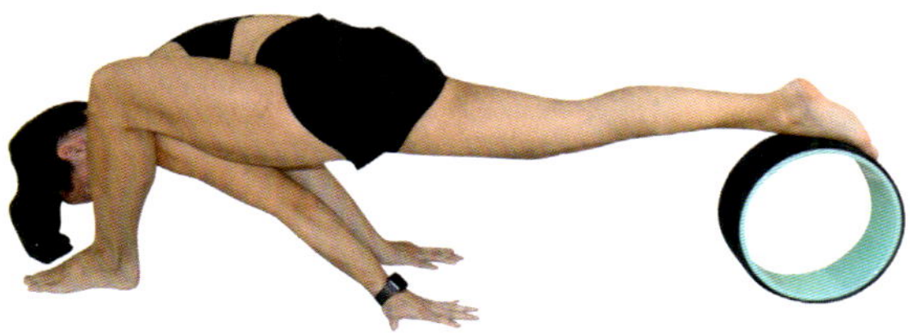

Kräftigung folgender Bereiche: Oberschenkel und Gesäßmuskulatur
Dehnung folgender Bereiche: Hüftbeuger und Oberschenkelvorderseite

1. Beginne in einem Vierfüßlerstand und stelle das Rad zwischen den Beinen ab.
2. Stelle einen Fuß zwischen den Händen ab und lege den hinteren Fuß auf dem Rad ab. Achte darauf, dass das vordere Kniegelenk über der Ferse steht.
3. Rolle mit dem Rad so weit nach hinten, dass das Bein gestreckt ist.
4. Ziehe die Zehen an, um das Rad festzuhalten.
5. Die Hände können wie folgt platziert werden:
   Bringe die Hände auf die Seite des gestreckten Beins. Es gibt zwei Möglichkeiten, sie zu platzieren:
   a. Die Hände können auf Höhe des Gesäßes rutschen und die Arme gestreckt werden.
   b. Die Hände können auf dem angewinkelten Bein aufgestellt werden und den Oberkörper aufrichten.
6. Schiebe die Hüfte aktiv zum Boden.

ATMUNG

Einatmung: Aus dem Vierfüßlerstand einen Fuß nach vorne zwischen die Hände bringen.
Ausatmung: Den anderen Fuß auf dem Rad ablegen und nach hinten rollen.
Einatmung: Die Hüfte zum Boden schieben.
Ausatmung: Die Position halten und entspannen.

OBERSCHENKELRÜCKSEITENDEHNUNG

Schwierigkeitsgrad: ●

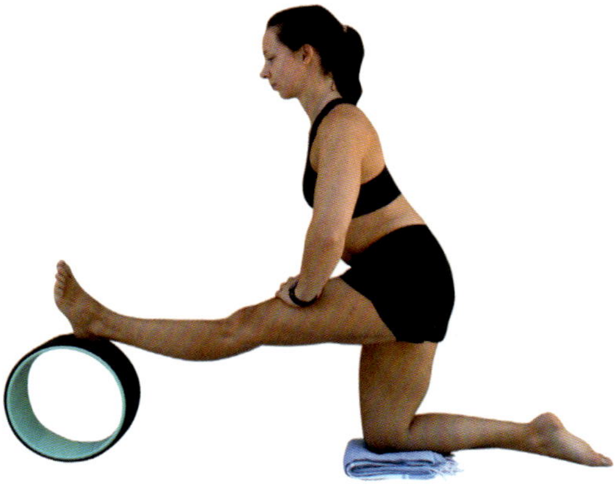

Dehnung folgender Bereiche: Oberschenkelrückseite und bei aktiver Anspannung auch Hüftbeuger vom hinteren Bein

1. Beginne in einem Ausfallschritt mit einem Knie am Boden und stelle eine Ferse vorsichtig auf das Rad.
2. Rolle mit der Ferse langsam am Rad entlang, bis das Bein gestreckt ist.
3. Richte den Oberkörper auf und richte das Becken leicht nach vorne auf, um die Dehnung im Hüftbeuger zu intensivieren.
4. Halte die Hüftknochen parallel.
5. Intensiviere die Dehnung der Oberschenkelrückseite, indem mit der Ferse Druck auf das Rad ausgeübt wird.

ATMUNG

Einatmung: Die Ferse auf dem Rad ablegen und nach vorne rollen.
Ausatmung: Den Oberkörper aufrichten und das Becken aufrichten.
Einatmung: Druck auf das Rad geben und die Oberschenkelrückseite dehnen.
Ausatmung: Die Position halten und entspannen.

OBERSCHENKELRÜCKSEITENDEHNUNG - VARIANTEN

Schwierigkeitsgrad: ● ●

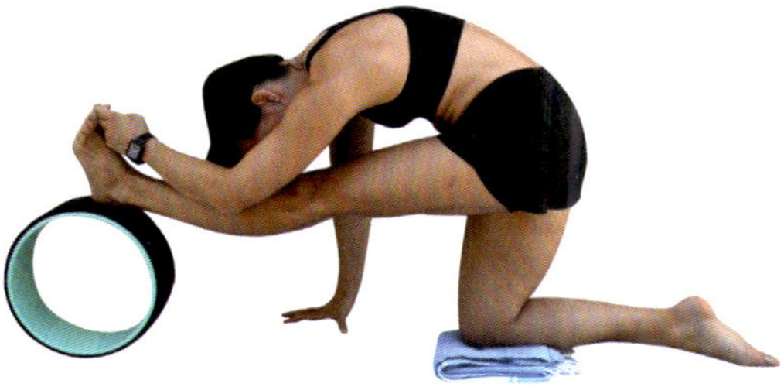

VARIANTE 1

Dehnung folgender Bereiche: Oberschenkelrückseite und bei aktiver Anspannung der Gesäßmuskulatur auch Hüftbeuger vom hinteren Bein

1. Greife den großen Zeh mit der Hand derjenigen Körperseite, auf der das Bein ausgestreckt ist und der Fuß auf dem Rad liegt und ziehe den Fuß aktiv heran.
2. Das Becken bleibt nach vorne ausgerichtet, um die Dehnung im Hüftbeuger aufrechtzuerhalten. Die Hüftknochen bleiben auf einer Höhe.

ATMUNG

Einatmung: Den großen Zeh greifen und den Fuß aktiv heranziehen.
Ausatmung: Die Position halten und entspannen.

VARIANTE 2

1. Lehne den Oberkörper Wirbel für Wirbel zum gestreckten Bein.
2. Die Hände bleiben zur Stabilisation am Boden.
3. Die Hüfte bleibt geschlossen.

ATMUNG

Einatmung: Den Oberkörper nach vorne lehnen.
Ausatmung: Die Position halten und entspannen.

SPAGAT AUF DEM RAD

Schwierigkeitsgrad: ●●●

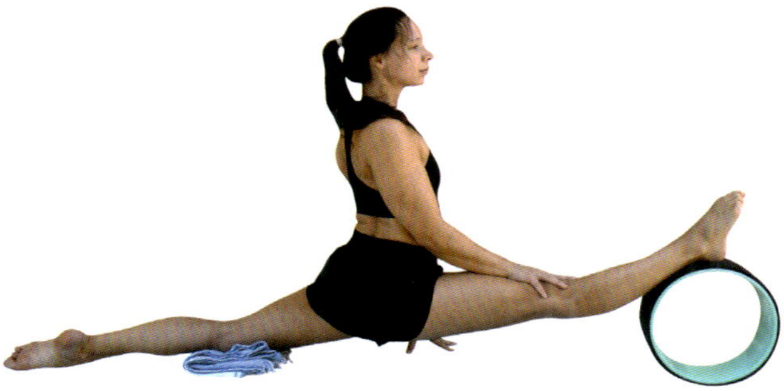

Dehnung folgender Bereiche: Oberschenkelrückseite, Gesäßmuskulatur und Hüftbeuger

1. Rolle aus der Oberschenkelrückseitendehnung langsam mit dem Rad nach vorne, um das hintere Bein zu strecken.
2. Sollte das Rad zu Beginn zu hoch sein, stütze die Hände zur Stabilisation auf zwei Yogablöcken ab.
3. Versuche die Hüftknochen und Schultern parallel zu halten, auch wenn sich die Hüfte zu Beginn ein Stück aufdreht.

ATMUNG

Einatmung: Mit dem Rad nach vorne rollen, um das hintere Bein zu strecken.
Ausatmung: Die Position halten und entspannen.

PÄCKCHEN AUF DEM RAD

Schwierigkeitsgrad: ●

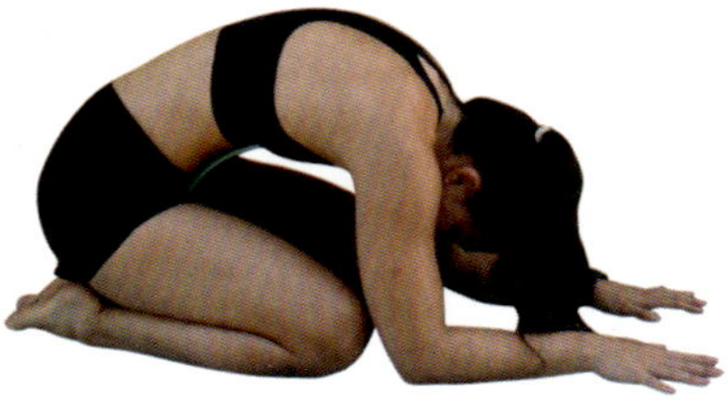

Dehnung folgender Bereiche: keine zwingende Dehnung – primär liegt der Fokus darauf, die Wirbel einzeln auseinanderzuziehen und die Wirbelsäule zu entspannen

1. Starte im Kniestand und sitze auf den Waden. Öffne die Beine ein Stück und platziere das Rad zwischen den Beinen.
2. Hebe den Brustkorb an und ziehe den Bauch ein. Lege den Bauch auf dem Rad ab.
3. Beginne unten am Brustkorb und runde Wirbel für Wirbel, bis der Brustkorb vollständig auf dem Rad aufliegt.
4. Lege die Arme entweder um das Rad oder auf dem Boden ab.

ATMUNG

Einatmung: Den Brustkorb anheben und langsam auf dem Rad ablegen.
Ausatmung: Wenn die Endposition erreicht ist, die Ausatmung zur Wirbelsäule lenken und entspannen.

VORBEUGE IM SITZEN AUF DEM RAD

Schwierigkeitsgrad: ●

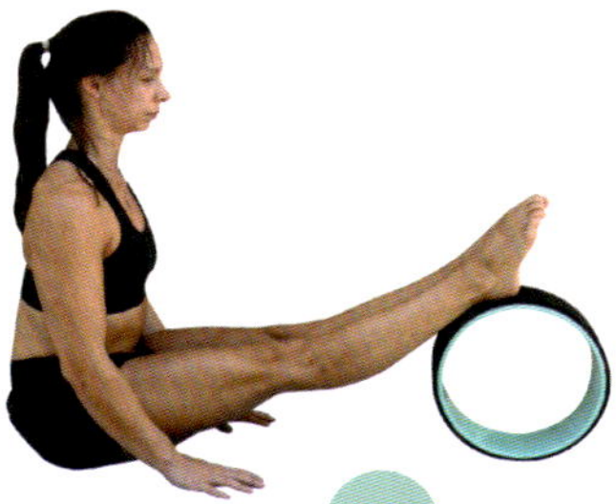

A

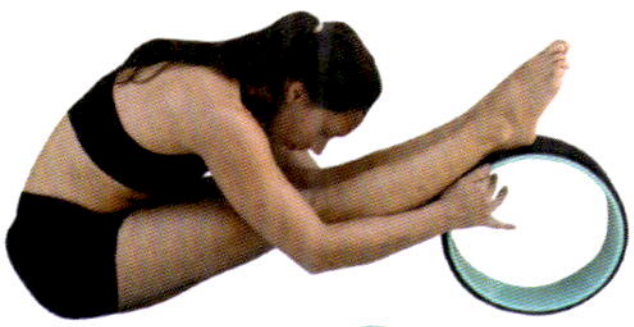

B

Dehnung folgender Bereiche: Rückenstrecker, Oberschenkelrückseite und Waden

1. Gehe in eine Sitzposition und platziere das Rad vor den Beinen.
2. Lege die Füße auf dem Rad ab und halte es am Rand fest.
3. Ziehe die Brust aktiv nach oben, sodass der Rücken gerade wird und sich die Dehnung in der Oberschenkelrückseite intensiviert (Foto *a*).
4. Lehne den Oberkörper zur Intensitätssteigerung nach vorne zu den Beinen (Foto *b*). Das Rad kann am Rand gegriffen werden.
5. Die Übung kann mit geradem und rundem Rücken durchgeführt werden.

ATMUNG

Einatmung: Die Beine auf dem Rad ablegen und mit den Händen am inneren Rand greifen.
Ausatmung: Den Oberkörper aufrichten.
Einatmung: Mit geradem Rücken nach vorne lehnen.
Ausatmung: Die Position halten und entspannen.

VORBEUGE IM SITZEN MIT EINEM BEIN AUF DEM RAD

Schwierigkeitsgrad: ●●

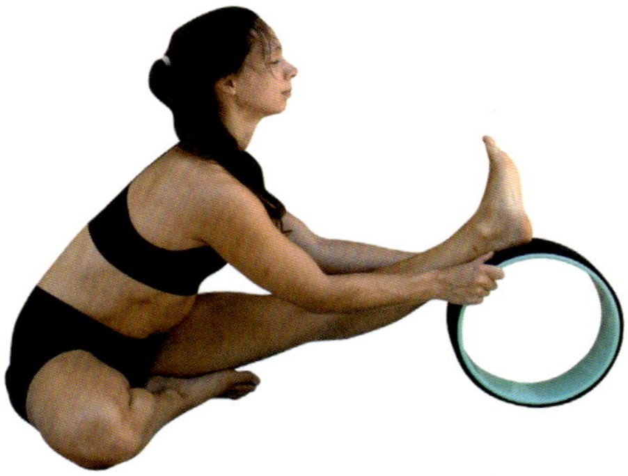

Dehnung folgender Bereiche: Oberschenkelrückseite und Wade

1. Starte in einer Sitzposition und platziere das Rad vor den Beinen.
2. Winkel ein Bein an und lege das andere auf dem Rad ab.
3. Halte die Hüftknochen parallel.
4. Greife mit den Händen fest in das Rad und hebe die Brust an, damit sich der Rücken in die Länge zieht.

ATMUNG

Einatmung: Ein Bein auf dem Rad ablegen und das Rad greifen.
Ausatmung: Den Oberkörper anheben, damit der Rücken gerade bleibt.

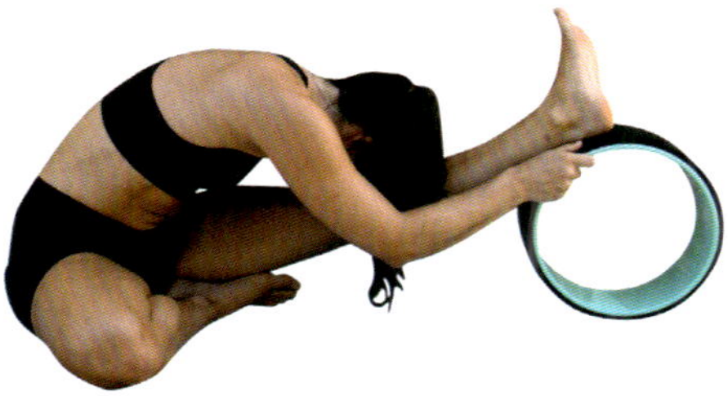

VARIANTE 1

Dehnung folgender Bereiche: Oberschenkelrückseite und Wade

1. Um die Dehnung zu intensivieren, ziehe mit den Händen (eventuell Arme beugen) am Rad und lehne den Oberkörper weiter nach vorne.
2. Der Rücken darf rund werden.

ATMUNG

Einatmung: Am Rad ziehen und den Oberkörper zum Rad lehnen.
Ausatmung: Die Position halten und entspannen.

AUSFALLSCHRITT MIT DEM RAD

Schwierigkeitsgrad: ●

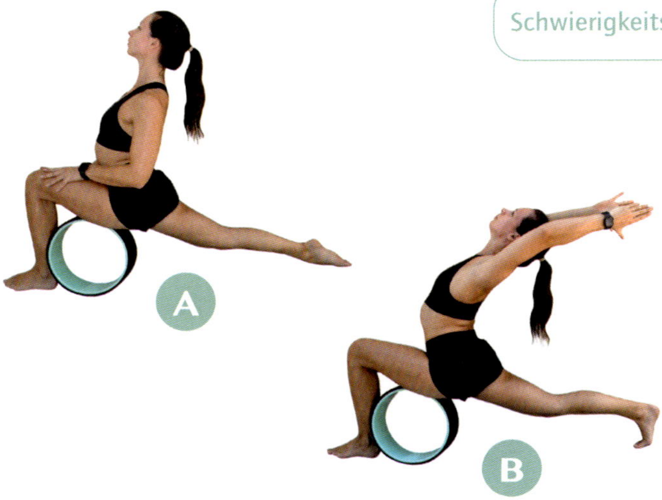

Dehnung folgender Bereiche: Hüftbeuger, Oberschenkelvorderseite, Bauch- und Schultermuskulatur

1. Platziere das Rad vorne und starte im Kniestand. Stelle einen Fuß vor dem Rad ab. Achte darauf, dass das Knie in einem 90°-Winkel ist und unter der Ferse steht.
2. Schiebe das andere Bein nach hinten und ziehe gleichzeitig die Hüfte ein Stück nach vorne (Foto *a*).
3. Die Oberschenkelrückseite des vorderen Beins liegt nun auf dem Rad und drückt gleichzeitig auch gegen die vordere Wade.
4. Strecke das hintere Bein bei ausreichender Stabilität über den Fußspann oder die Fußspitze.
5. Führe die Arme über die Seite nach oben, aktiviere die Gesäß- sowie untere Rückenmuskulatur und gehe in eine leichte Rückbeuge (Foto *b*).
6. Öffne die Brust zur Decke.
7. Ziehe die Schultern während der Rückbeuge tief nach unten.

ATMUNG

Einatmung: Das Gewicht auf das Rad geben.
Ausatmung: Die Arme seitlich anheben.
Einatmung: In eine leichte Rückbeuge gehen.
Ausatmung: Die Position halten und entspannen.

TAUBE AUF DEM RAD MIT EINEM FUSSGRIFF

Schwierigkeitsgrad: ●●

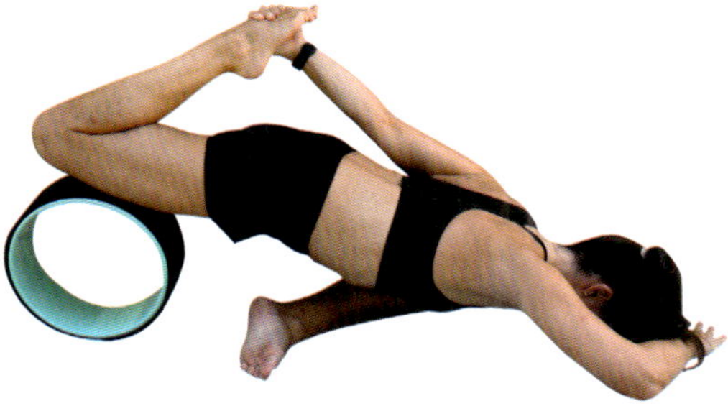

Dehnung folgender Bereiche: Hüftbeuger, Gesäßmuskulatur und Oberschenkelvorderseite

1. Starte aus dem „Knienden Tänzer" und lege beide Hände auf dem Boden ab.
2. Ziehe das Bein am Boden nach vorne und lege den Unterschenkel in einem 45°-Winkel wieder ab.
3. Das Bein auf dem Rad kann gestreckt bleiben oder aktiv angewinkelt und Richtung Gesäß gezogen werden.
4. Lehne den Oberkörper langsam nach vorne. Bleibe entweder auf den Händen oder wechsle auf die Unterarme.
5. Greife bei ausreichend Flexibilität den hinteren Fuß mit der diagonalen Hand.
6. Schwierigere Variante: Platziere den vorderen Unterschenkel so, dass das Kniegelenk einen 90°-Winkel bildet.

ATMUNG

Einatmung: Die Hände am Boden absetzen.
Ausatmung: Den Unterschenkel auf dem Boden ablegen und den Oberkörper nach vorne lehnen (wie in 4 beschrieben).
Einatmung: Das hintere Bein beugen und den Fuß greifen.
Ausatmung: Die Dehnung halten.

TAUBE MIT DEM RAD

Schwierigkeitsgrad: ●

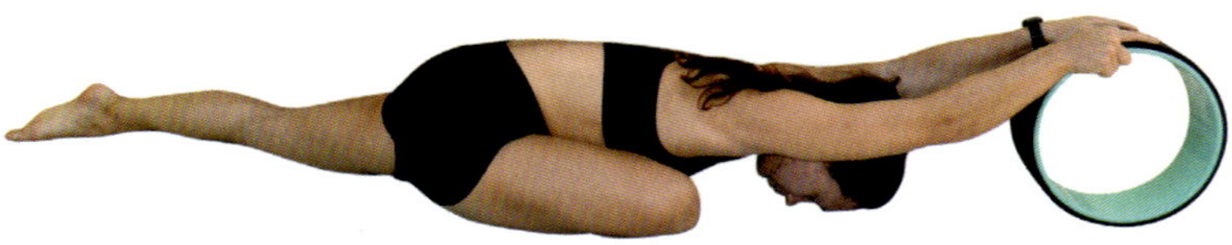

Dehnung folgender Bereiche: Hüftbeuger, Gesäßmuskulatur, Schultermuskulatur und Brustmuskulatur
Aktivierung folgender Bereiche: Schultermuskulatur

1. Starte aus dem Vierfüßlerstand. Nimm ein Bein nach vorne und lege es in einem 45°-Winkel ab. Der Oberschenkel und die Wadenaußenseite liegen auf dem Boden.
2. Lege das hintere Bein entweder im 90°-Winkel seitlich ab oder strecke es in Verlängerung der Hüftlinie nach hinten aus.
3. Drücke die Hände in den Boden und hebe das Becken kurz an, um die Hüfte in die richtige Position zu bringen. Achte darauf, dass die Hüftknochen auf einer Höhe sind.
4. Stelle das Rad vor dem vorderen Bein ab und lege die Hände darauf ab. Rolle langsam und mithilfe der Atmung nach vorne.
5. Halte die Hüfte während der gesamten Übung geschlossen.

ATMUNG

Einatmung: Aus dem Vierfüßlerstand das Bein vorne ablegen.
Ausatmung: Die Hüftknochen nach vorne ausrichten.
Einatmung: Langsam mit dem Rad noch vorne rollen.
Ausatmung: Die Position halten und entspannen.

GRÄTSCHE MIT VORBEUGE

Schwierigkeitsgrad: ●●

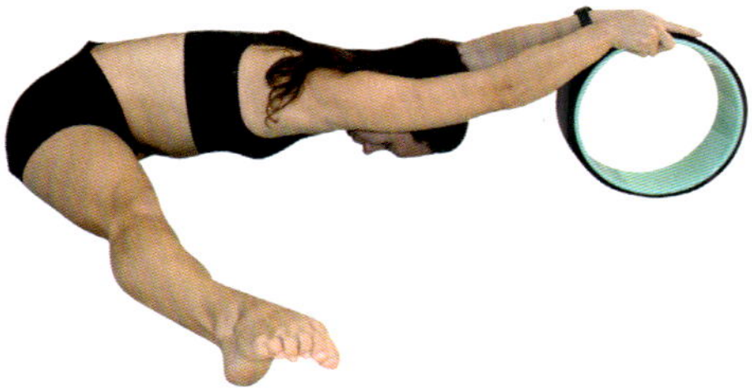

Dehnung folgender Bereiche: Oberschenkelinnenseite, Oberschenkelrückseite, Waden, Gesäßmuskulatur und Brustmuskulatur
Aktivierung folgender Bereiche: Schultermuskulatur

1. Starte in einer Sitzposition und öffne die Beine in eine Grätsche.
2. Platziere das Rad vor dem Schritt und lege die Hände darauf ab.
3. Richte den Oberkörper auf.
4. Das Gesäß zieht aktiv nach hinten. Gehe mit dem unteren Rücken in eine leichte Hohlkreuzposition.
5. Rolle mit dem Rad und den Händen langsam nach vorne. Achte darauf, dass der Rücken in der Anfangsposition verweilt.

ATMUNG

Einatmung: Die Beine grätschen und die Hände auf dem Rad ablegen.
Ausatmung: Den Oberkörper aufrichten. Der Rücken nimmt eine leichte Hohlkreuzposition ein.
Einatmung: Mit dem Rad nach vorne laufen.
Ausatmung: Die Position halten und entspannen.

EINBEINIGER SUMO SQUAT MIT DEM RAD

Schwierigkeitsgrad: ●●

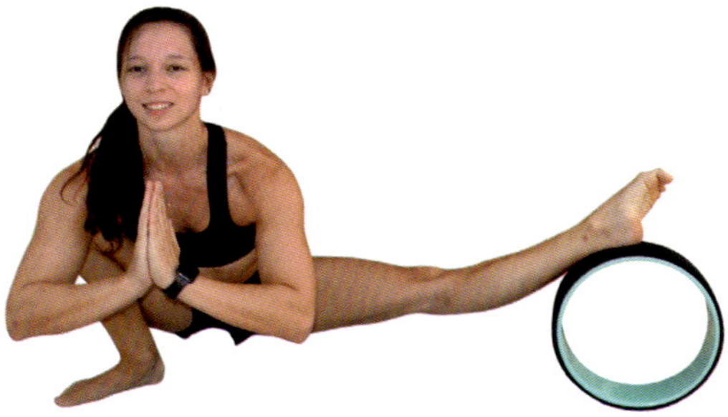

Dehnung folgender Bereiche: Oberschenkelrückseite, Oberschenkelinnenseite, Hüftbeuger und Gesäßmuskulatur
Kräftigung folgender Bereiche: Bauch- und Rückenmuskulatur

1. Stelle das Rad seitlich auf Hüfthöhe ab und komme in die Hocke.
2. Nutze den Boden als Stütze, strecke das radnahe Bein und lege die Ferse auf dem Rad ab. Beuge das Standbein, sodass das Knie unter dem Fuß steht. Die Ferse bleibt auf dem Boden.
3. Sinke mit dem Gesäß tiefer zum Boden und bringe die Hände vor der Brust in eine Gebetsposition.
4. Richte die Brust auf und bringe den Rücken in eine aufrechte Position.

ATMUNG

Einatmung: Das Gesäß zum Boden absenken und die Brust aufrichten.
Ausatmung: Die Position halten und entspannen.

VORBEUGE MIT DEM RAD

Schwierigkeitsgrad: ●

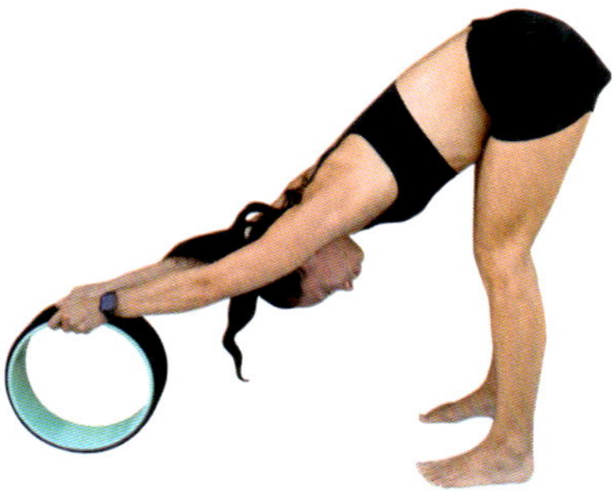

Dehnung folgender Bereiche: Oberschenkelrückseite, Waden und Gesäßmuskulatur

1. Platziere die Füße hüftbreit und stelle das Rad vor den Füßen ab.
2. Beuge den Oberkörper nach vorne. Halte dabei den Rücken gerade und achte darauf, dass der Bauchnabel eingezogen ist.
3. Lege beide Hände auf dem Rad ab und ziehe mithilfe der Atmung die Wirbelsäule in die Länge, indem das Rad nach vorne gezogen wird.
4. Ziehe das Gesäß aktiv nach oben und strecke die Kniegelenke.
5. Nutze die Atmung, um Länge in der Wirbelsäule und Oberschenkelrückseite aufzubauen.

ATMUNG
Einatmung: Den Oberkörper nach vorne beugen und das Rad mit den Händen nach vorne ziehen.
Ausatmung: Die Schultern wieder zurückziehen und mit dem Oberkörper tiefer sinken.

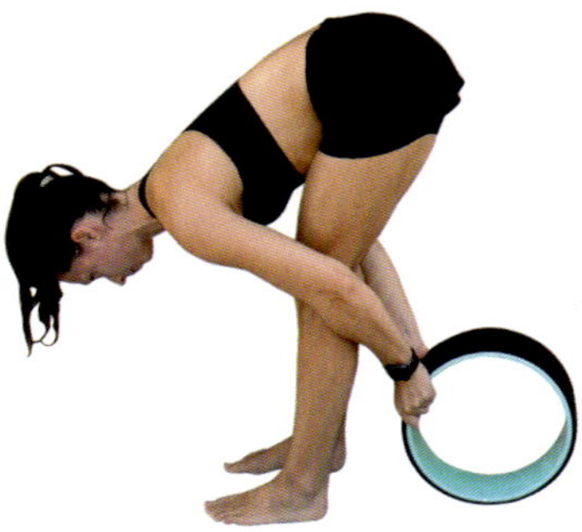

VARIANTE 1

Dehnung folgender Bereiche: Oberschenkelrückseite, Waden und Gesäßmuskulatur

1. Um die Oberschenkelrückseitendehnung zu intensivieren, platziere das Rad hinter den Fersen und greife es außen am Rand.
2. Drücke es aktiv in den Boden hinein und ziehe den Oberkörper näher zu den Oberschenkeln.
3. Öffne gleichzeitig die Brust und baue wieder Länge im Rücken auf.

ATMUNG

Einatmung: Den Oberkörper nach vorne lehnen und die Hände in das Rad hineindrücken.
Ausatmung: Die Schultern zurückziehen, am Rad ziehen und mit dem Oberkörper tiefer sinken.

ZWEIBEINIGER HUND MIT DEM RAD

Schwierigkeitsgrad: ●●

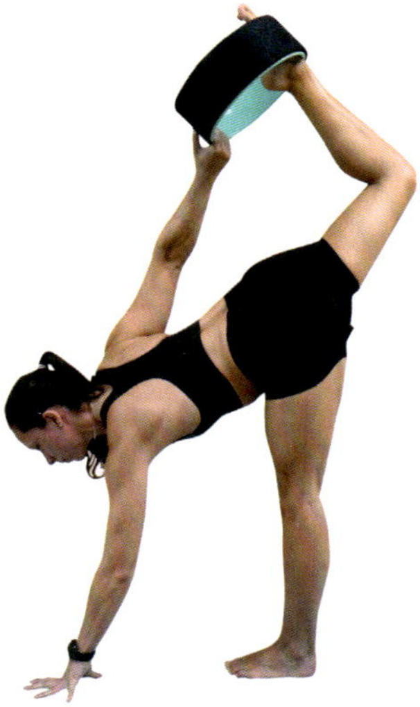

Dehnung folgender Bereiche: Oberschenkelrückseite, Wade, Hüftbeuger, Gesäß- und Brustmuskulatur
Kräftigung folgender Bereiche: Bauch- und Rückenmuskulatur

1. Starte in einer Standposition und greife das Rad von „innen“. Lege den Fuß der gleichen Seite auf die Innenseite des Rads.
2. Kippe aus der Körpermitte nach vorne und bringe die freie Hand zum Boden.
3. Ziehe die Zehenspitzen zum Schienbein heran, um das Rad zu fixieren. Das dazugehörige Kniegelenk bleibt gebeugt.
4. Die Hand, welche sich am Rad befindet, zieht das angewinkelte Bein diagonal zu anderen Schulter, sodass die Hüfte stärker öffnet.

ATMUNG

Einatmung: Den Fuß auf der Innenseite des Rads ablegen.
Ausatmung: Nach vorne kippen und die freie Hand auf dem Boden ablegen.
Einatmung: Das Rad diagonal zu anderen Schulter ziehen.
Ausatmung: Die Position halten und entspannen.

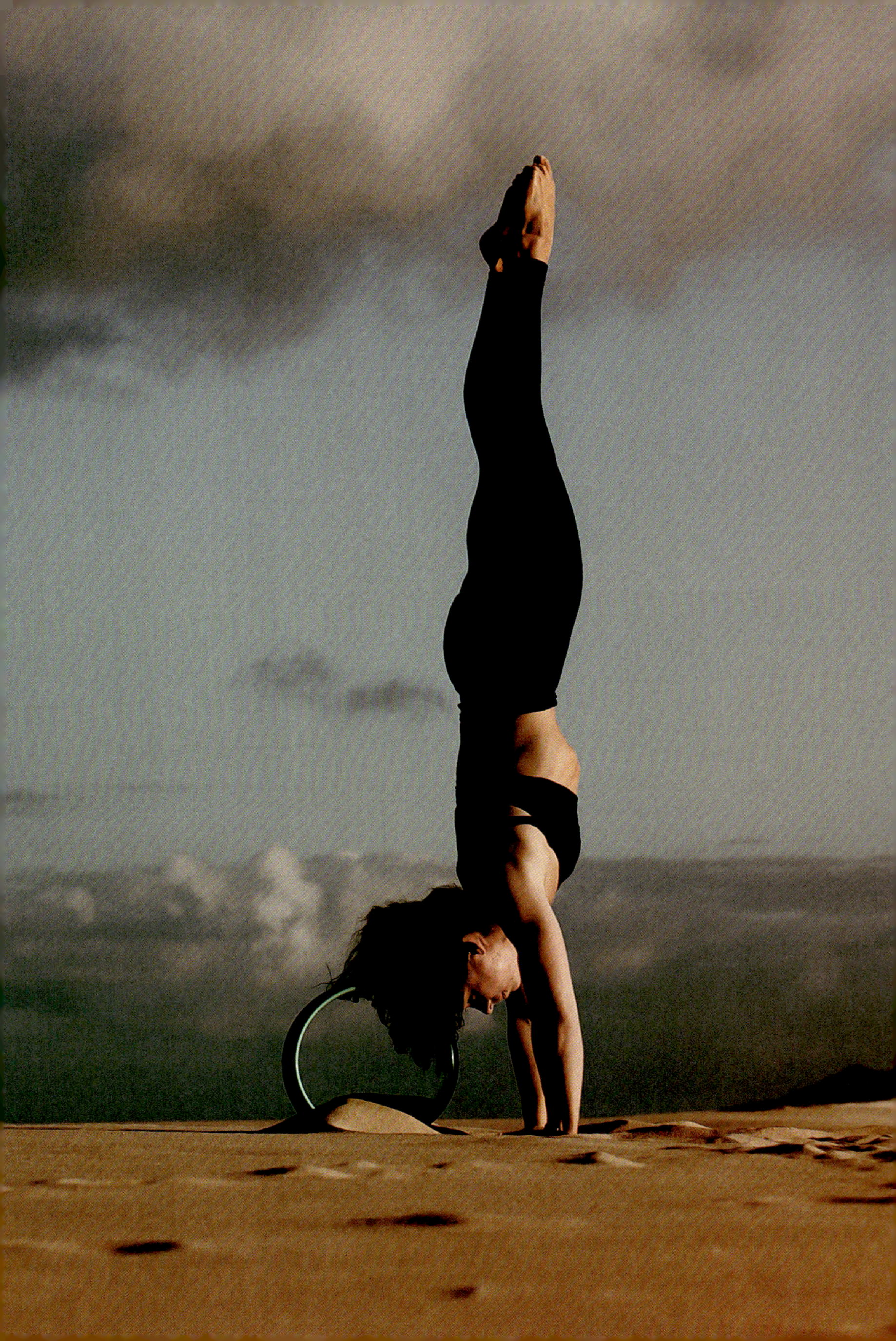

7

UMKEHRHALTUNGEN

LANGES PÄCKCHEN MIT DEM RAD

Schwierigkeitsgrad: ●●

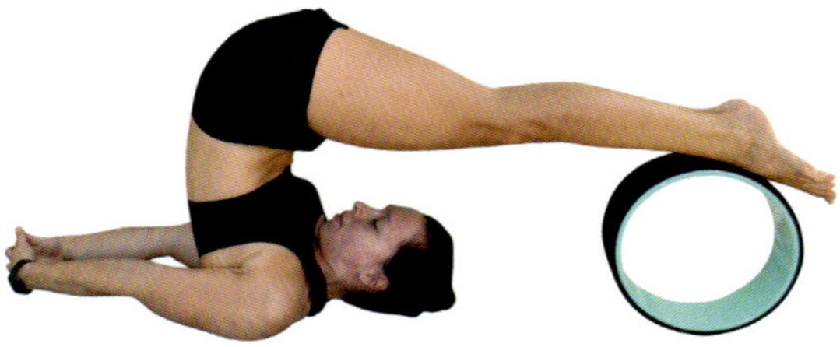

Dehnung folgender Bereiche: Nackenmuskulatur, obere und untere Rückenmuskulatur, Gesäßmuskulatur und Oberschenkelrückseite

1. Starte in der Rückenlage und lege das Rad über dem Kopf ab.
2. Hebe das Gesäß an und lege beide Fußspanne auf dem Rad ab.
3. Lass die Hände neben dem Körper liegen oder greife zur Stabilisierung hinter dem Rücken auf den Boden.
4. Schiebe das Rad mit den Fußspannen nach hinten, bis sich das Gesäß über den Schultern befindet.

ATMUNG

Einatmung: Das Gesäß vom Boden lösen und die Fußspanne auf dem Rad ablegen. Die Hände entweder greifen oder neben dem Körper liegen lassen.

Ausatmung: Ausbalancieren.

Einatmung: Mit den Fußspannen weiterlaufen, bis das Gesäß über den Schultern steht.

Ausatmung: Die Position halten und entspannen.

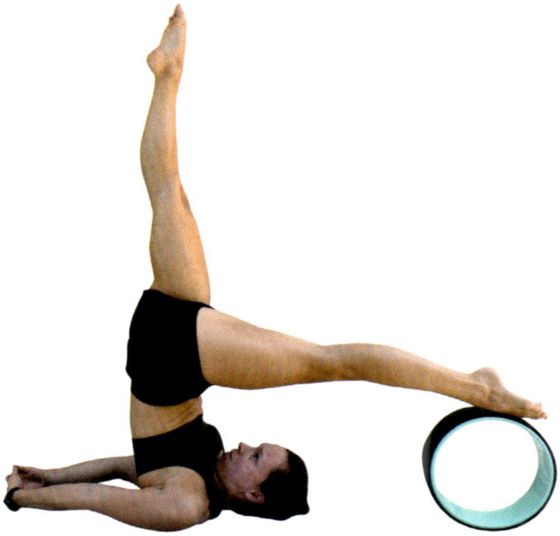

VARIANTE 1

Dehnung folgender Bereiche: Nackenmuskulatur, obere und untere Rückenmuskulatur, Gesäßmuskulatur und Oberschenkelrückseite

1. Hebe abwechselnd ein Bein zur Decke an und balanciere mit einem Fußspann auf dem Rad.

ATMUNG

Einatmung: Das Gesäß vom Boden lösen und die Fußspanne auf dem Rad ablegen. Die Hände entweder greifen oder neben dem Körper liegen lassen.
Ausatmung: Ausbalancieren.
Einatmung: Mit den Fußspannen weiterlaufen, bis das Gesäß über den Schultern steht.
Ausatmung: Die Position halten und entspannen oder ein Bein zur Decke anheben (Variante 1). Atme wie auf Seite 140 beschrieben. Beim Anheben des Beins dann ausatmen.

VOLLE PÄCKCHEN MIT DEM RAD

Schwierigkeitsgrad: ●●●

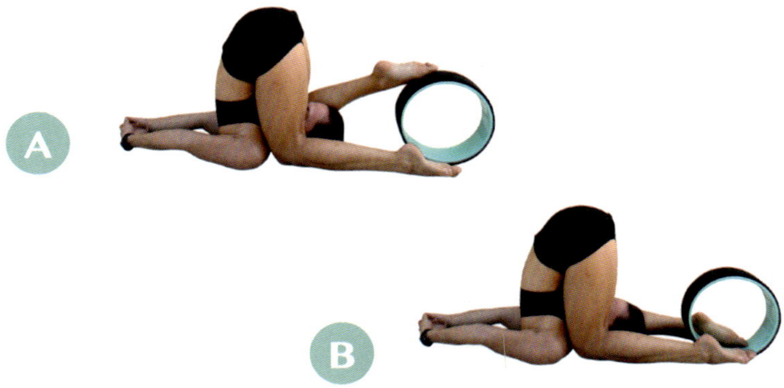

Dehnung folgender Bereiche: Nackenmuskulatur, obere und untere Rückenmuskulatur und Gesäßmuskulatur

1. Nimm die Ausgangsposition der Übung „Das lange Päckchen auf dem Rad“ ein.
2. Löse einen Fußspann vom Rad und beuge das Kniegelenk. Lege es langsam und mithilfe des Atems zum Ohr/zur Schulter ab (Foto *a*).
3. Abwechselnd die Beine beugen und wieder auf dem Rad ablegen.
4. Löse bei ausreichender Flexibilität beide Fußspanne vom Rad und lege sie auf den Boden (Foto *b*).
5. Beuge dafür die Kniegelenke etwas stärker mithilfe des Atems, führe sie zum Ohr/zur Schulter und lege sie auf dem Boden ab.

ATMUNG

Einatmung: Einen Spann vom Rad lösen, das dazugehörige Knie beugen und zum Ohr/zur Schulter ziehen.
Ausatmung: Die Position halten und entspannen.
Einatmung: Den Spann wieder auf dem Rad platzieren.
Ausatmung: Das Gewicht verlagern und den Seitenwechsel vorbereiten.

KOPFSTAND-BALANCE MIT DEN KNIEN AUF DEM RAD

Schwierigkeitsgrad: ●●●

A

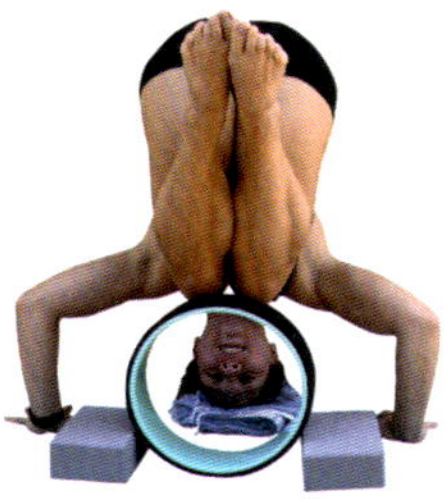

B

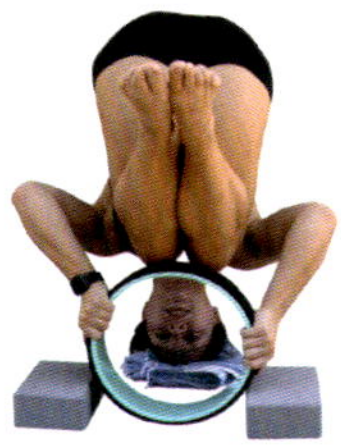

C

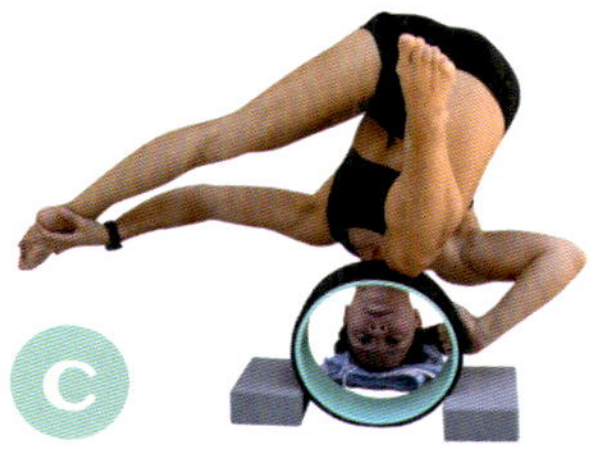

Kräftigung folgender Bereiche: Gesamte Rücken- und Bauchmuskulatur, Gesäß- und Beinmuskulatur

1. Starte in einem Kniesitz und stelle das Rad mit der Öffnung vor den Knien ab.
2. Komme in einen Kniestand und stelle die Hände seitlich über dem Rad ab.
3. Stelle als nächstes die Fußspitzen auf und lege den Kopf eine halbe Handbreite auf dem Boden hab (Foto *a*).
4. Lege nun beide Knie auf dem Rad ab und ziehe die Füße zum Gesäß.
5. Balanciere mit den Knien auf dem Rad.
6. Ziehe das Gesäß auf Kopfhöhe und halte den Rücken aktiv unter Spannung.
7. Drücke mit den Händen über die Schulter in den Boden hinein und halte diese Spannung.
8. Steigerung:
   a. Hände zum Rad führen und den Rand des Rads umgreifen (Foto *b*).
   b. Ein Knie vom Rad lösen und nach außen ziehen und mit derselben Hand greifen (Foto *c*).

ATMUNG

Fließende Atmung während der gesamten Übungsausführung.

Hier geht es zum Video:

UNTERARMSTAND MIT DEM RAD

Schwierigkeitsgrad: ● ● ●

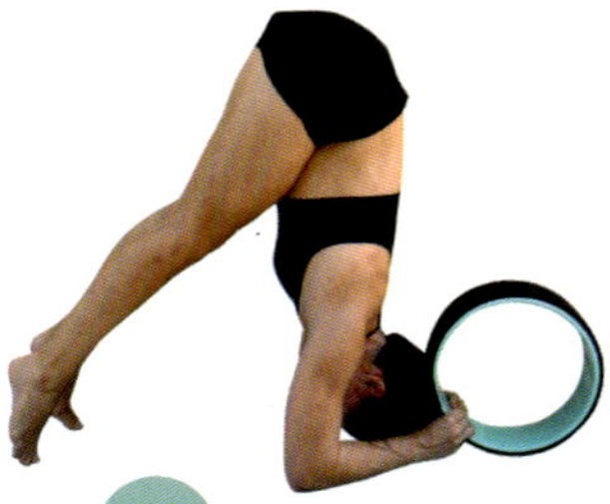

A

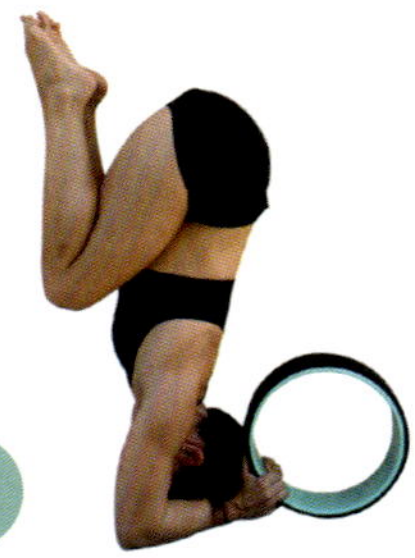

B

Kräftigung folgender Bereiche: Schultermuskulatur, Brust- und Rückenmuskulatur sowie Bauchmuskulatur

1. Stelle das Rad zu Beginn gegen eine Wand oder einen Yogablock.
2. Lege die Unterarme auf dem Boden ab und greife das Rad mit den Händen. Drücke gleichzeitig den Hinterkopf gegen das Rad.
3. Laufe mit den Füßen so weit vor, bis sich das Gesäß über dem Kopf befindet. (Foto *a*).
4. Für die Beinposition gibt es drei Optionen:
   - **a.** Stelle zwei Yogablöcke etwas weiter als hüftbreit unter die Füße. Das erleichtert zu Beginn das Anheben der Beine (Einsteiger; Foto *b*).
   - **b.** Stelle einen Yogablock mittig so weit entfernt ab, dass die Beine noch gestreckt werden können (Fortgeschrittene).
   - **c.** Starte direkt ohne Yogablock in der geschlossenen Beinposition (Profi).
5. Kippe das Becken leicht nach vorne, um die Bauchmuskulatur zu aktivieren und den unteren Rücken zu fixieren. Drücke gleichzeitig über die Unterarme in den Boden und somit die Schultern heraus.
6. Hebe die Beine an.
7. Der Kopf kann entweder:
   - **a.** für zusätzliche Stabilität weiterhin gegen das Rad gedrückt werden (Einsteiger & Fortgeschrittene) oder
   - **b.** frei zwischen Rad und Boden hängen (Profi).
8. Zu Beginn, egal welche Beinposition gewählt wurde, werden die Beine angewinkelt und zur Brust gezogen.
9. Für Fortgeschrittene/Profis besteht die Möglichkeit, nach dem Ausbalancieren die Beine langsam zur Decke zu strecken. Achte bei der Streckung darauf, das Gesäß unter Spannung zu halten.

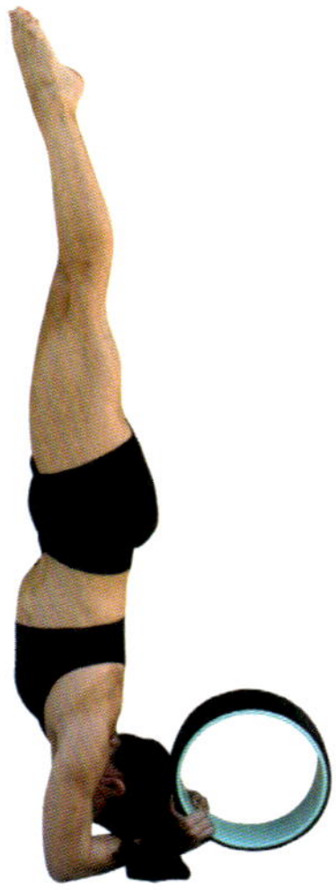

WEITERE VARIANTE:

1. Starte ohne Yogablock direkt mit einem Bein in der Luft und hebe das andere Bein mithilfe der Beckenkippung an (Profi).
2. Achte darauf, nicht ins Hohlkreuz zu fallen, sondern das Becken aktiv gekippt zu lassen, sodass die Körpermitte unter Spannung bleibt.

ATMUNG

Einatmung: Die Unterarme und Schultern drücken in den Boden hinein.
Ausatmung: Die Beine vom Boden lösen. Unter fließender Atmung die Beine entweder im Päckchen halten oder die Beine nach oben ausstrecken.

Hier geht es zum Video:

KOPFSTAND AM RAD MIT ÜBERSCHLAG

Schwierigkeitsgrad: ●●●

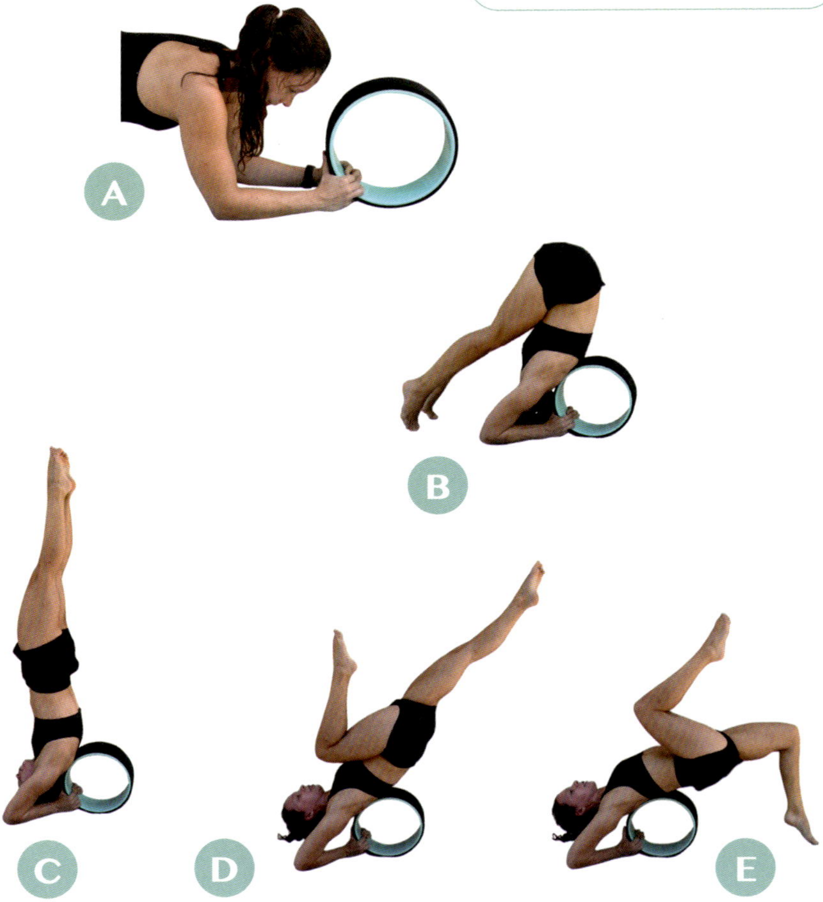

Kräftigung folgender Bereiche: gesamte Rücken- und Bauchmuskulatur, Gesäß- und Beinmuskulatur

1. Starte in einem Kniestand und lege das Rad vor dem Körper ab. Komme auf die Unterarme und platziere die Hände wie folgt:
   a. Die kleinen Finger liegen unter dem Rad.
   b. Die Ringfinger, Mittelfinger und Zeigefinger sind innen am Rad.
   c. Die Daumen sind außen am Rad (Foto *a*).

2. Lege den Kopf etwa eine halbe Handbreite entfernt auf dem Boden ab, drücke die Unterarme in den Boden hinein und strecke nun die Knie und hebe das Gesäß an (Foto *b*).
3. Laufe mit den Füßen nach vorne und lege die Schultern am Rad ab.
4. Baue Kraft in den Armen auf und drücke das Rad in den Boden, damit es fest steht.
5. Hebe, indem die Bauchmuskulatur aktiviert wird, einzeln die Beine an und versuche, zunächst in einer Päckchenposition innezuhalten.
6. Danach können die Beine entweder:
   a. in eine Grätsche positioniert werden oder
   b. nach oben in den Kopfstand gestreckt werden (Foto *c*).
7. Vermeide das Hohlkreuz und versuche, die Bauch- und untere Rückenmuskulatur zu aktivieren.
8. Beuge ein Bein aus der Kopfstandposition und ziehe es Richtung Brust. Strecke das andere Bein nach hinten (Foto *d*).
9. Die Schulter bleibt weiterhin am Rad. Hinzu kommt nun auch der Rest der Brustwirbelsäule, indem das Gewicht weiter nach vorne verlagert wird.
10. Halte mit den Armen die Spannung und ziehe mit den Händen noch stärker am Rad, um es am Rücken zu fixieren.
11. Setze das gestreckte Bein auf dem Boden ab und lege den Rest der Wirbelsäule auf dem Rad ab (Foto *e*). Wichtig: Das Rad mit den Händen nicht loslassen!

ATMUNG

Einatmung: Die Beine heben vom Boden ab, um in den Kopfstand zu gehen.
Ausatmung: Balancieren.
Einatmung: Die Beine in die Grätsche bringen oder einen vollen Kopfstand machen.
Ausatmung: Balancieren.
Einatmung: Den Rest der Brustwirbelsäule auf das Rad bringen.
Ausatmung: Das Bein auf dem Boden absetzen.

Hier geht es zum Video:

KNIE-ARM-BALANCE

Schwierigkeitsgrad: ●●●

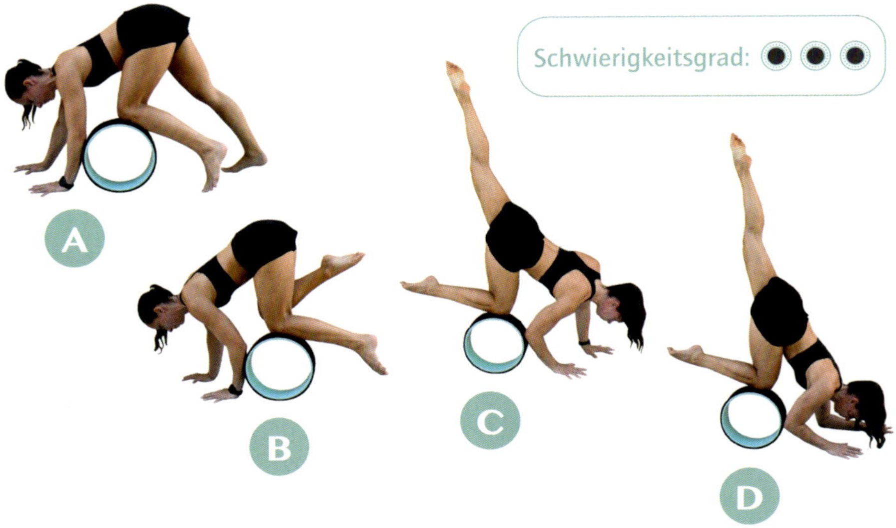

Kräftigung folgender Bereiche: gesamte Rückenmuskulatur und Bauchmuskulatur

1. Starte in der Ausgangsposition „Herabschauender Hund“. Das Rad befindet sich auf einer Seite.
2. Platziere den unteren Teil des Knies und den Ellenbogen derselben Körperseite am Rad. Drücke mit dem Knie in das Rad hinein und löse den Fuß vom Boden. Der Ellenbogen drückt ebenfalls in das Rad (Foto *a*).
3. Verlagere das Gewicht auf beide Hände und löse langsam das freie Bein vom Boden (Foto *b*).
4. Balanciere aus und strecke das Bein bei ausreichender Stabilität nach oben (Foto *c*).
5. Halte die Spannung in der gesamten Körpermitte und balanciere aus.
6. Leichtere Varianten: Fixiere das Rad mit zwei Yogablöcken.
7. Schwierigere Varianten: Lege den freien, äußeren Arm auf den Unterarm und drücke gleichmäßig in den Boden hinein, um die Schultern parallel zu lassen (Foto *d*).

ATMUNG

Einatmung: Den unteren Teil des Knies und den Ellenbogen auf dem Rad ablegen.
Ausatmung: Das Gewicht auf die Hände verlagern und den hinteren Fuß lösen.
Einatmung: Das Bein nach oben ziehen.
Ausatmung: Ausbalancieren und Spannung halten.

Hier geht es zum Video:

ÜBUNGSVERZEICHNIS